Mourir ou pisser
et
Prostate-Bisness

(Une histoire malheureusement vraie)

Francis Joret

ISBN: **978-1975877408**

Dépôt légal : Septembre 2017

© Francis Joret

L'auteur de l'ouvrage est seul propriétaire des droits et responsable de l'ensemble du contenu dudit ouvrage.

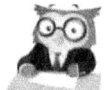 Avec la participation de Victor Ojeda-Mari

Table des matières

TABLE DES MATIERES 5

PREFACE DE DOCTEUR JEAN-PIERRE PERE 7

AVANT-PROPOS DE VICTOR OJEDA-MARI 9

PREMIÈRE PARTIE 11

PISSER OU MOURIR. 11

CHAPITRE 1 – LE RETOUR 13

CHAPITRE 2 – LA NUIT A L'HOTEL 21

CHAPITRE 3- LE TOUBIB 27

CHAPITRE 4 – L'INFIRMIERE 35

CHAPITRE 5 – LE CHIRURGIEN 39

CHAPITRE 6 - LE REIKI 41

CHAPITRE 7 – LE CHIEN 45

CHAPITRE 8 – LA PROSTATE 53

CHAPITRE 9 – LA MASSEUSE 57

CHAPITRE 10 – LE CYSTOCATH 63

CHAPITRE 11 – LE PETIT CHIEN GALEUX 69

CHAPITRE 12 – LE RETOUR 75

CHAPITRE13 – DOCTEUR JOYEUX, LE ROI DE LA PROSTATE 79

DEUXIÈME PARTIE 81

PROSTATE ET BIZNESS 81

CHAPITRE 14 - DE NOUVEAU LE DOCTEUR JOYEUX 83

CHAPITRE 15 - L'ABLATHERM ET LAVIENOISE 89

CHAPITRE 16 – LA BOURSE OU LA VIE ET LAVIENOISE 95

CHAPITRE 17- LE VIEUX PROFESSEUR 99

ANNEXE **117**

Préface de Docteur Jean-Pierre Péré

J'ai connu Francis Joret grâce à une passion commune la boxe anglaise. Nos chemins se sont croisés lors de nombreux galas ; lui en tant qu'ex-boxeur devenu arbitre et moi en tant que médecin de ring.

Francis présente une pathologie prostatique, ce n'est pas un secret médical puisqu'il a médiatisé son dossier médical sur une grande chaine de télévision (A2).

Sa pathologie est prise en charge par de nombreux spécialistes avec des résultats plus ou moins aléatoires.

Il ne remet pas en cause la qualité des soins tout en doutant de l'information reçue sur certaines techniques de pointe : informations ou publicité ?

Mais ce qui le choque le plus, c'est le problème des dépassements d'honoraires qui chez lui atteignent des milliers d'euros.

Le problème du montant des honoraires n'est pas nouveau et Céline l'évoquait déjà dans « Voyage au bout de la nuit ».

Actuellement, il existe une dérive de ces dépassements d'honoraires. Bien sûr, les nouvelles techniques et la chirurgie modernes extraordinaires entraînent un surcoût, les abus de procédures entraînent aussi une augmentation des primes d'assurance des médecins. Mais cela ne justifie pas tout.

Le métier de médecin n'est pas un sacerdoce, bien sûr, il mérite une juste rétribution tout en restant dans les limites raisonnables et la notion d'éthique doit persister dans ce métier.

Lorsqu'on est enfant, on rêve d'être pompier ou médecin, mais si la démarche mercantile continue l'aura du médecin risque de faiblir.

J'espère que l'état de santé de mon ami Francis va s'améliorer.

En boxe, on demande de ne pas fermer les yeux face à l'adversaire, de toujours se battre ; c'est ce que je lui demande.

Avant-propos de Victor Ojeda-Mari

À lire par tous ceux qui sont concernés de près ou de loin par la prostate.

Un livre pour :
— Ceux qui l'ont eu et qui en bavent.
— Ceux qui sont en cours de traitement.
— Ceux qui vont prendre un premier rendez-vous avec un spécialiste.

Pour les conjointes, les enfants, les amis de ceux qui souffrent de cette maladie.

Ce livre est le parcours du combattant de la prostate raconté avec humour, avec dérision, et dans la douleur en gardant l'espoir de vivre, de survivre en se battant au quotidien contre cette maladie.

Ce livre est à lire, car il avertit ceux qui sont touchés par cette maladie. Il les invite à la prudence la plus extrême à ne pas tomber dans n'importes quelles mains ou pièges.

Ce livre est à lire, car il raconte la PROSTATE-BIZNESS et le marché juteux qui découle du malheur des gens au profit de médecins qui ont troqué le Serment d'Hippocrate par celui des Hypocrites.

Bien que les disciples d'Hypocrite restent minoritaires par rapport à ceux d'Hippocrate, il n'empêche que ces derniers, salissent cette profession auréolée en lui faisant perdre par une démarche mercantile sa raison d'être : soigner, sauver, guérir…

Francis a fait appel à trois spécialistes de la prostate parmi les meilleurs et les plus chers. Il les a payés sans discuter et chacun à sa manière l'a bousillé.

Les attaquer serait l'affrontement du pot de terre contre le pot de fer. L'autorité médicale ferait bloc pour l'écraser ; et, si d'aventure elle était ébréchée, les trois docteurs se déchargeraient les uns sur les autres pour se débarrasser de toutes responsabilités.

Cependant, Francis est un ancien boxeur. Il sait la souffrance que représente vouloir tenir debout jusqu'au coup de gong final quand on est malmené par un adversaire. Il sait que dans ces moments de souffrances, de doutes, on peut mettre ses dernières énergies, sa rage dans un dernier coup et gagner par KO...

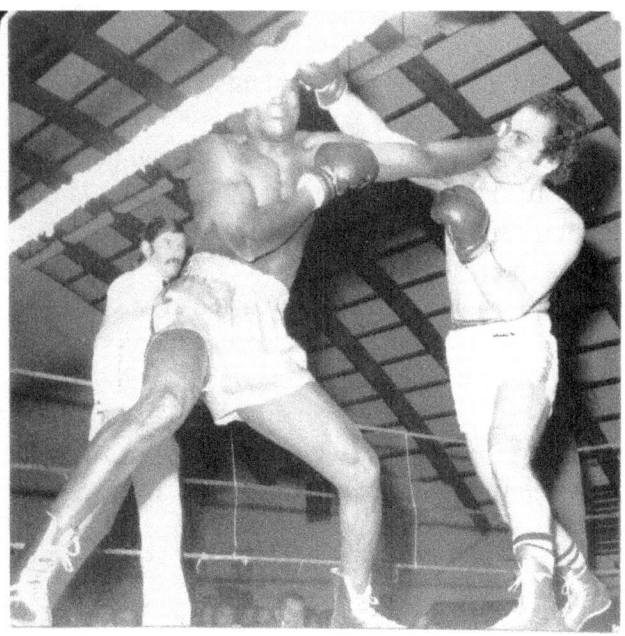

PREMIÈRE PARTIE
Pisser ou mourir.

Chapitre 1 – Le retour

Antsirabé, le mercredi 14 septembre 2011
  « *Chaque voyage est marqué par un moment magique* »
Francis le savait, mais il ne s'y attendait pas.

  Cinq ans auparavant, Francis quitta Madagascar, ce pays contrasté par un mélange indéfinissable entre l'Afrique et l'Asie ; Madagascar avec ses ancêtres, sa population et ses amis qu'il avait quittés pour revenir vivre en France. Madagascar où il vécut une dizaine d'années et créa une société de surveillance qui marchait du tonnerre de Zeus.
Il pensait souvent à Joseph, le légionnaire exubérant qui n'avait jamais manqué de l'étonner.
Aujourd'hui, il l'attendait à Antsirabé, une ville thermale située à 170 kms de Tananarive, dans les plateaux du Vakihankarahiza où il résidait.

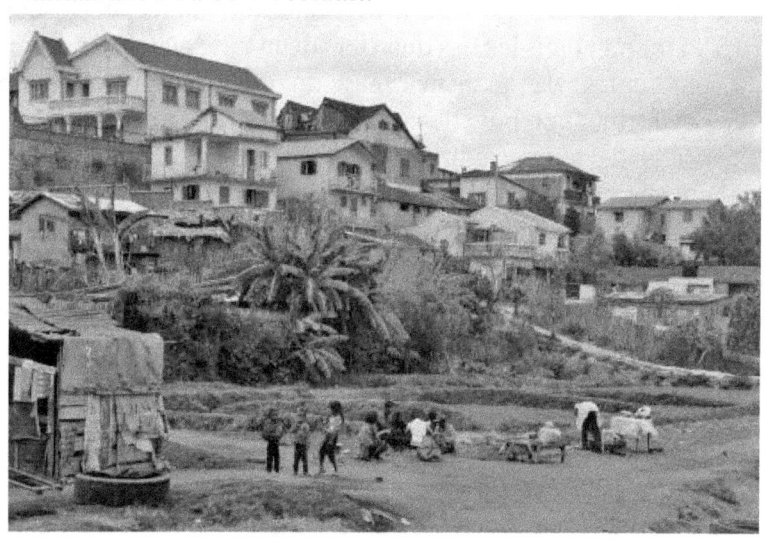

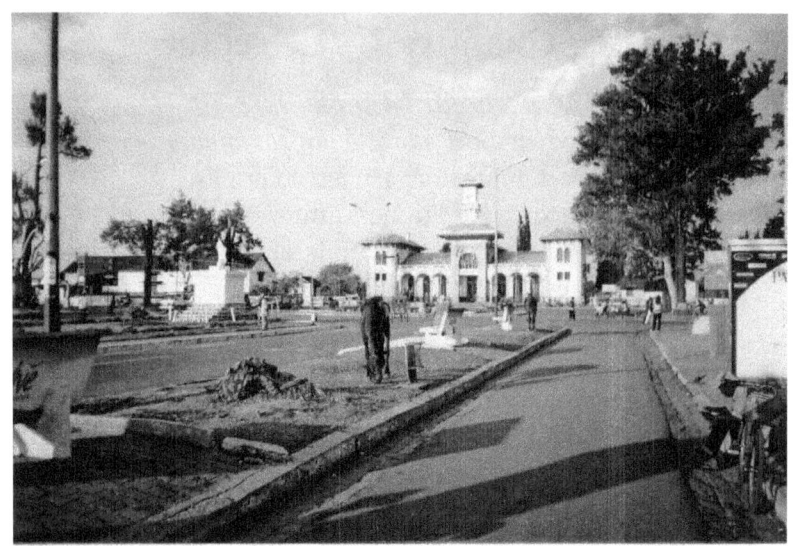

Dès qu'il descendit du taxi, Francis eut tout juste le temps d'aller déposer son sac à la chambre d'hôtel, et Joseph l'entraînait dans les bas quartiers de la ville où les boutiques sont faites de planches et où quelques épiceries se transforment en buvettes.

Pas de temps à perdre, il fallait fêter ça maintenant puisque demain n'existe pas dans ce pays.

Tout naturellement, Joseph embarqua Francis près de la boutique « Orange », dans l'épicerie devenue troquet du coin. Joseph croyait à Madagascar, et il n'était pas prêt à quitter le pays.

Ici, il était le roi des décoctions. Il se lança dans un discours enflammé :

— Promouvoir les richesses du terroir et de l'artisanat de Madagascar, la vanille, la mangue, la crevette, le camaron, le cacao ! Valoriser les fruits tempérés comme les pommes, les poires, les prunes, les fraises, les abricots et le raisin.

Comme il était le roi des décoctions, il conclut :

— Faire du sirop comme moi !

— Ouh là là ! répondaient les consommateurs du bar.
— Mais, goûtez-moi ça ! cria-t-il.

Joignant l'acte à la parole, il fit sortir un énorme bocal de pharmacie caché au milieu des bouteilles d'eau minérale où fruits et plantes inconnus baignaient dans un jus douteux préparé par le légionnaire à la retraite.

Il leva à bout de bras bien haut le bocal et cria :
— Voilà [1]Fanafody ! Le médicament ayant des vertus sorcières !

Les clients se mirent à scander en chœur
— Fanafody ! Fanafody !

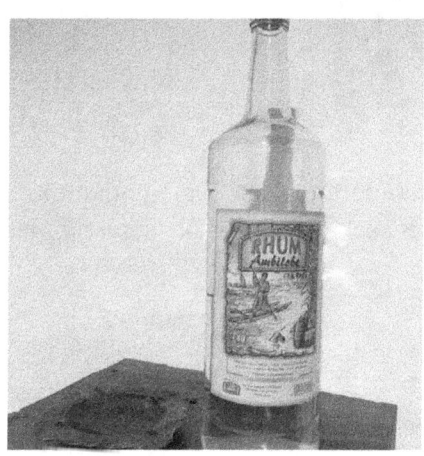

En réalité, il n'était pas mauvais ce jus de poires et de prunes qu'il fait macérer avec quelques herbes savantes estompant judicieusement le goût de l'Ambilobé.

Joseph repartit de plus belle :
- Cela soigne tout : la grippe, le palu, le cancer et même le sida !

— Ouh là là !? reprirent les consommateurs sceptiques.

Rhum Ambilobé

---

[1] À Madagascar, la médecine traditionnelle par les plantes existe dès l'époque protohistorique. Depuis toujours, les Malgaches se soignent avec les plantes, ayant appris au fil des siècles à connaître les principes actifs présents dans les innombrables plantes médicinales endémiques à Madagascar.

Les marchés malgaches recèlent de quantités de petits marchands de fanafody (médicaments malgaches) où écorce, bois, herbes... sont prêts à être utilisés avec prescription du guérisseur

Joseph et Francis quittèrent le troquet pour rejoindre le bar Trianon où les attendaient Patrick, Michel et Pascal, les copains de toujours. Patrick gérait une société de sécurité, Michel était artisan-menuisier, Pascal avait un atelier de meubles et Joseph vivait de sa pension de militaire.

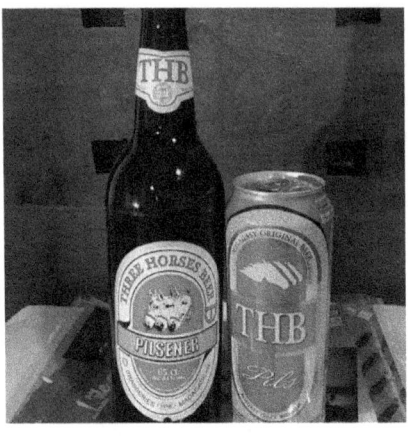

Patrick venait de commander la quatrième tournée de [2]THB. Ils étaient heureux de fêter ensemble le retour de Francis sur la grande île.

Ici pas de contrôle d'alcoolémie, ils pouvaient gentiment lever le coude à volonté sachant qu'ils ne seraient pas inquiétés.

---

[2] La bière blonde THB, brassée à Madagascar, est une icône. Véritable institution, elle a su se frayer un chemin dans un pays qui pourtant, n'est pas connu pour être un pays de consommateurs de bières. Ce qui rend l'exploit de Three Horses Beer encore plus admirable

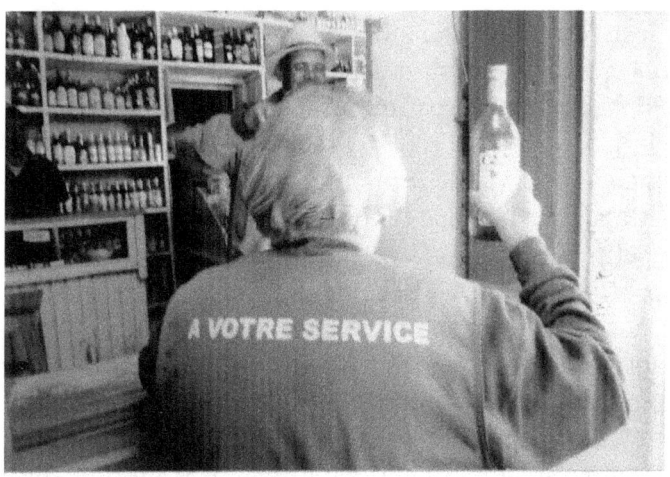

Joseph vu de dos

Joseph que la boisson rendait bavard racontait à qui voulait l'entendre ses souvenirs de guerre. À l'écouter, on aurait dit qu'il avait combattu dans tous les pays de la planète. La moustache recouverte de mousse, les mots fusaient.

À côté de lui, Michel, la crinière argentée, ne tarissait pas d'éloges sur sa nouvelle compagne qu'il chevauchait allègrement à presque 70 balais, car la précédente ne se montrait guère coopérative pour la bagatelle faisant appel inexorablement à une migraine épouvantable ou prétextant l'arrivée inopinée des Anglais. Du coup, il jouissait de la vie comme il l'entendait. Il argumentait que c'était bon pour le moral et que ça lui donnait un coup de jeune.

Francis qui rigolait de toutes ces anecdotes et que la bière rendait énurétique se pressa pour aller aux toilettes.

Après un rapide coup d'œil au miroir qui lui renvoya l'image d'un homme heureux de retrouver ses amis et ce pays qu'il aimait. Il s'installa devant la lunette des w.c. pour sortir avec précaution le petit Popaul qui voulait s'aérer. Vouloir s'aérer ; Oui ! Mais pisser ? Non !

Qu'est-ce qui lui prenait, à ce petit con, à faire un tel caprice ? Malgré le désir ardent de Francis de se soulager, petit Popaul ne voulait pas ouvrir le robinet. C'était bien sa veine !

Francis invectivait le récalcitrant de plus belle :

— Mais qu'est-ce que tu fous ? Ça va pas la tête !

Le petit continuait à faire la gueule malgré l'insistance de son propriétaire qui, découragé, finit par le réintégrer dans la poche kangourou de son slip en attendant et espérant que son caprice lui passerait.

Il retourna à la table où ses amis trouvaient qu'il avait mis du temps pour faire pleurer son engin.

— Ma parole, on croyait que tu pissais d'un seul coup toutes les THB qu'on s'est enfilées sous la cravate !

Francis aurait bien voulu… Malheureusement, ce n'était pas le cas. Il jugea bon de ne pas les ennuyer, voire les inquiéter avec ses problèmes de tuyauterie. Il reprit sa place en souriant, essayant de faire bonne figure. Mais le cœur n'y était pas.

— Alors tu la finis ta bière ! C'est moi qui arrose, lança Pascal en lui tapant amicalement sur l'épaule.

Francis s'exécuta et, d'un seul trait, avala son verre se demandant s'il n'allait pas se pisser dessus. Bon sang, si ça pouvait être vrai ?! On peut toujours rêver ! Plein d'espoir, il se précipita à nouveau aux toilettes. Il sortit à nouveau Popaul et l'enfoiré continuait à faire la gueule. Un caprice, ça va ! Deux, c'est trop ! Francis ne comprenait pas et n'en pouvait plus. Il sentait que sa vessie allait éclater tellement l'envie de pisser lui montait à la gorge et ce connard qui ne daignait pas verser un petit sanglot ; même pas une larme !

— Mais qu'est-ce que tu veux à la fin ?!

Le petit rentra subrepticement dans sa coquille lui faisant comprendre que c'était une fin de non-recevoir ou comme s'il lui avait dit : « Parle à mon cul ; ma tête est malade ! »

Francis vit rouge. Il se mit à lui tordre le cou. Toujours rien ; même pas une larmichette. Le propriétaire de l'auguste engin décida de passer à la vitesse supérieure pour le faire revenir à de meilleurs sentiments. Il le secoua fortement de bas en haut, de gauche à droite, espérant lui arracher ne serait-ce qu'une gouttelette. Rien ! Popaul le pistolet continuait à faire la forte tête, la grève du zizi et argumentait qu'en période de sècheresse il fallait économiser l'eau.

Le propriétaire ne l'entendait pas de la même manière, il tenta de lui expliquer que le rein qui gérait la station d'épuration manifestait ardemment pour une reprise du boulot, car il saturait.

Toute négociation se révéla inutile et Francis décida de retourner au comptoir du bar rejoindre les amis qui en étaient à la tournée du patron.

— Mais enfin, qu'est-ce qui t'arrive ? Tu en fais une tête !

Il finit par avouer :

— Je n'arrive plus à pisser !

Pourtant, il s'était promis de ne rien dire de ses malheurs avec Popaul afin d'éviter de gâcher un tant soit peu les retrouvailles.

Joseph lui conseilla d'acheter à la station-service de l'eau distillée et de l'ingurgiter cul sec. Le patron conseilla un autre moyen plus efficace :

— Tu mets trois doigts dans le cul. Rien de tel !

— Allez, on boit une dernière !

Francis demanda à Pascal de le déposer à sa chambre d'hôtel, bien décidé à essayer le remède du patron moins dangereux que celui conseillé par Joseph. Dans sa chambre, il était certain qu'enfin, il se soulagerait.

Il pensa à ³Épicure le grand philosophe grec qui se saoula la gueule et resta cinq jours sans pisser avant de claquer.
Il n'en était pas encore là…Dieu merci !

---

³ Il est mort d'une rétention d'urine causée par la pierre (probablement des calculs rénaux), comme le dit Hermarque dans ses lettres, après une maladie qui a duré quatorze jours ; Hermippe raconte qu'alors il entra dans une baignoire de bronze tempérée d'eau chaude, demanda du vin pur et l'avala. Après avoir enjoint à ses amis de se remémorer ses doctrines, ainsi mourut-il.

Chapitre 2 – La nuit à l'hôtel

Antsirabé, le mercredi soir 14 septembre 2011

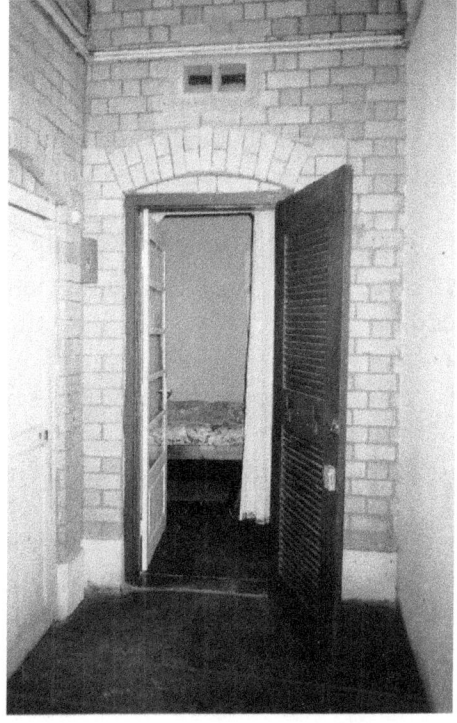

Couloir et porte donnant à la chambre

Francis alluma la lumière de sa chambre. Le mobilier était spartiate : un lit avec un sommier de planches en bois, une petite table faisant office de bureau avec au fond une petite salle de bain avec douche, lavabo et w.c. Et c'est tout.

Cette chambre ne faisait pas dans le luxe mais gardait l'avantage de se trouver dans le centre de la ville à côté d'une très bonne pâtisserie.

Prêt à dégainer, il s'empressa de baisser, en même temps, jeans et slip en se positionnant au-dessus de la lunette. Il y avait une fuite d'eau. Mais qu'importe, ce n'était pas important. Cela lui fit penser qu'en ouvrant le robinet, le bruit de l'onde se déversant dans le lavabo inspirerait son désobéissant engin.

Avec béatitude, Popaul regardait le fond de la cuvette et écoutait la douce musique qui s'écoulait du lavabo vers la tuyauterie sans paraître s'émouvoir.

21

Francis se concentrait et surtout maintenait tout son être dans une attitude zen. Il s'imagina au milieu d'une campagne luxuriante, avec dans les arbres, le doux gazouillis des petits oiseaux et un joli ruisseau qui déversait ses eaux rafraichissantes dans un doux clapotis.

Popaul restait de marbre et Francis n'en pouvait plus. À tel point, qu'il se décida d'essayer la méthode du patron du Trianon : mettre les trois doigts dans le troufignon !

Pensez donc ou imaginez si vous préférez : trois doigts à la fois dans le cul ! Ce n'est pas facile. Il fallait se distordre dans tous les sens. De plus, Francis avait un petit cul qu'il tenait particulièrement à préserver de toute pénétration étrangère ou inadéquate.

D'ailleurs, Popaul devait se demander ce que son propriétaire trafiquait derrière son dos. Pourtant, cela ne le décida pas d'ouvrir enfin les vannes ! Pas même une goutte !

Ce n'était pas facile de forcer le passage et Francis mit tout son cœur et son énergie pour atteindre l'objectif fixé. Considérant que ses trois doigts avaient pénétré suffisamment son intimité, plein d'espoir, il attendait l'issue heureuse de l'horrible opération de défloration. Nada !

Mettez-vous à sa place, il était désespéré. Soudain, eurêka ! Un éclair de génie. Il se dit que peut être en récitant le verbe « pisser » à l'imparfait de subjonctif, il amadouerait son appendice rebelle qui malgré tout était son ami de toujours. Par conséquent, il ne pouvait pas le laisser tomber, comme ça, sans raison.

Il commença :

— Que je pissasse, que tu pissasses, qu'il pissât, que nous pissassions, que vous pissassiez, qu'ils pissassent.

Que fifre ! Que Dalle ! Popaul ne voulait rien entendre et Francis désespéré se coucha en laissant la lumière allumée.

Le lit était particulièrement dur. Il lui broyait les reins. Il sentait les planches s'enfoncer dans son dos et le matelas de mousse n'était pas d'une grande efficacité pour amortir les effets douloureux.

Que pouvait-il faire d'autre ? Dehors la nuit était noire et sale et le lit de planches malgré son mince matelas en mousse continuait à lui martyriser le dos.

N'ayant plus de solutions cartésiennes, il se dit qu'il n'y avait plus qu'à prier. Il essaya de se rappeler les paroles du « Notre Père ». Malheureusement, il les avait oubliées. Pourtant, combien de fois sa mère l'avait-elle amené avec son frère, à la messe du dimanche ? À cette époque, ils ne pouvaient pas rester tranquilles. Ils étaient saisis de fous rires démoniaques et leur mère, honteuse, devait les faire sortir en plein office. Ils leur étaient arrivés de se pisser dessus. Voilà pourquoi aujourd'hui, il était puni de son vilain comportement à l'Église.

Il se souvint aussi qu'au cours de ses beuveries, il lui arrivait de pisser contre le comptoir du bar et parfois sous la table du restaurant. Il faut dire que c'était une autre époque et un peu à la mode. Ouais, c'était formidable, en ce temps-là, il pouvait, non seulement faire pleurer le Colosse, mais en plus à chaudes larmes. Il se souvint qu'il gagnait son frère et un paquet d'amis au concours « à qui pisserait le plus loin » !

Aujourd'hui, Popaul ne voulait plus rien savoir de toutes ces prouesses et excès de zèle. Il se refusait obstinément à toute négociation et restait de marbre.

Francis était d'un caractère naturellement optimiste. Il prenait les pires situations avec un humour qu'il poussait, le plus souvent, jusqu'à la rigolade. Mais ce soir-là, il sentit une amertume l'envahir qui le vida complètement : il venait de réaliser qu'il faisait une grave rétention d'urine. Il se douta que sa prostate faisait des siennes.

À l'étage au-dessus un couple faisait l'amour en faisant grincer le sommier. En d'autres circonstances, il aurait été gêné par le bruit ; mais cette nuit-là, il s'en foutait ! Tout ce qu'il voulait, c'était pisser.

Le Roi Richard d'Angleterre, dans une tragédie de Shakespeare, s'écria : « Un cheval ! Mon Royaume pour un cheval ! »

Cette nuit, Francis hurlait dans sa tête : « une pissade » ! Mon royaume pour une « pissade » ! »

Après Shakespeare, il pensa à Céline qui aurait écrit que les hommes urinent devant l'eau avec un sentiment d'éternité, comme les marins.

Malheureusement, il fallait se rendre à l'évidence, Popaul ne voulait toujours rien savoir et les connaissances littéraires que Francis étalait ne semblaient pas l'attendrir.

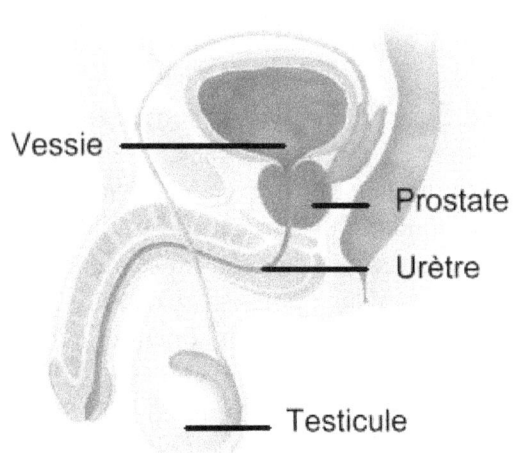

Francis constata que son lit n'avait en rien d'une taille XXL pas plus que son sommier dont il a oublié le nom. Mais la prostate ne l'oubliait pas. Cette glande de l'appareil génital qui entoure la partie intégrale de l'urètre jusqu'au col de la vessie ne relâchait pas son étreinte mortifère au point que son pauvre Popaul s'en ressentait douloureusement. Tant et si bien que son gland était passé du rouge au violet.

Épouvanté, il se dit que c'était vraiment sérieux et se mit à attendre anxieusement le petit matin pour aller consulter un médecin.

Il se retourna dans son lit et finit par reconnaître que la taille du lit convenait parfaitement pour la baise ; mais que ce n'était pas vraiment d'actualité vu l'état lamentable de sa zigounette.

Le sommeil n'était pas au rendez-vous. Que faire en attendant le moment de se lever pour se précipiter au cabinet d'un toubib ?

Comme une réponse à sa question, un chien se mit à aboyer. On aurait dit qu'il se trouvait tout prêt ; peut-être devant la porte de la chambre.

Dans son aboiement, il y avait quelque chose de lugubre. Un message de mort. Cette idée lui glaça le sang tandis que Popaul virait du violet au noir. Il se retourna une dernière fois et finit par s'endormir de douleur et de fatigue.

Chapitre 3- Flémonquin, le toubib

Jeudi 15 septembre – 8 heures 30

Francis s'installa sur la table du docteur Flémonquin. Petit et court sur pattes, il avait quelque chose du boxer. Ce toubib, paraît-il, fut chirurgien. La question est de savoir : dans cette vie ou dans une autre ?

Il demanda à Francis de baisser son pantalon jusqu'aux chevilles ainsi que son slip. Il put alors contempler à loisir la chose qui était bien là. Un petit bout de chair fraîche, rose et circoncis d'environ douze centimètres qui ne devait pas faire peur aux amazones du pays. Le toubib en avait vu d'autres. Des plus solides, bien droites, membrées convenablement, plus noires et parfois drôlement inquiétantes.

Après un rapide examen, il constata que la prostate lui jouait un sale tour. Il ne savait pas de quelle taille elle était, mais elle obstruait bien le canal de l'urètre et le bonhomme ne pouvant plus pisser avait dû déguster pendant la nuit.

Francis essayait de tenir son pénis en priant comme si le Bon Dieu pouvait avoir le temps de s'occuper de telles choses.

Pour se tranquilliser, il essayait de se convaincre qu'il n'était pas en Afghanistan, ou un otage du FLN ; qu'il était au pays du [4]Mora Mora où il ne se pratique pas la torture.

Anxieux, sur la table d'opération, il attendait avec son pantalon baissé jusqu'aux chevilles et le slip juste un peu plus haut pendant que le toubib se mit à chercher dans un tiroir une sonde au milieu d'instruments de toutes sortes et de compresses plus ou moins nettes.

La pièce était exiguë, spartiate, sans décoration, la peinture des murs jaunie par le temps et la table d'opération

---

[4] Madagascar

usée par les souffrances des patients était en équilibre instable calée contre le mur.

Cependant, elle avait l'avantage de donner sur le jardin où le toubib à ses heures perdues cultivait carottes et poireaux. Dehors, il faisait beau malgré le froid de septembre qui sévit encore sur les plateaux de Madagascar. À l'extérieur, Jacques, le tireur de pousse-pousse attendait

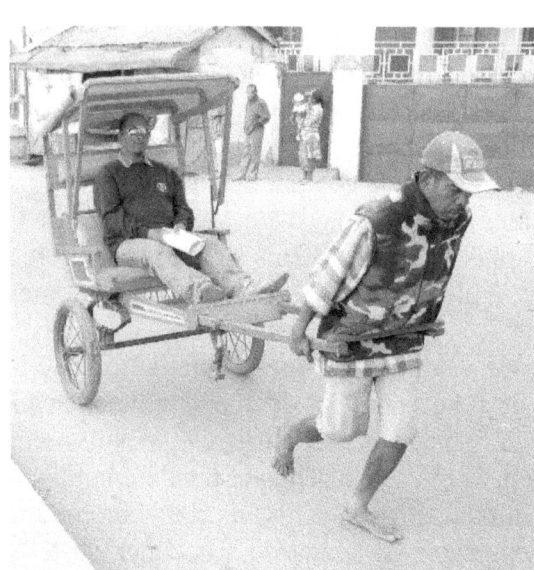

nonchalamment, assis sur sa carriole. Il savait qu'il aurait un bon pourboire avec le vahaza (l'étranger) qu'il venait d'amener, même si celui-ci était mal en point. Il se demandait bien ce qu'avait ce blanc pour s'accrocher à une barre du véhicule en se tenant recroquevillé pendant tout le transport. On aurait dit un homme ivre qui ne tenait plus debout.

À force de farfouiller dans le tiroir, le toubib trouva une sonde qui apparemment n'avait pas trop servi et qu'il alla rincer au lavabo.

Les jambes écartées, le visage crispé, Francis désespérait. Le médecin se plaça sur le côté de la table et ordonna :

— Tendez-moi la verge !

Francis lui présenta sa bistouquette avec son gland décalotté qui devait se demander ce qu'il allait lui arriver. Il pensa dans un demi-sourire qu'elle en avait fait des heureuses jusqu'à ce jour.

Le docteur se saisit de sa zigounette à pleines mains et sans trop de précautions enfourna le bout de la sonde dans le canal de l'urètre.

Francis se mit à gueuler de douleur en se cramponnant de toutes ses forces à la table. Il voyait la sonde se tordre dans tous les sens. Impossible de passer. Cette salope de prostate narguait le tuyau en faisant le dos rond.

Flémonquin ne se laissa pas intimider et continua opiniâtrement à forcer le passage malgré les cris de douleur du pauvre patient qui sentait son cœur s'emballer et prêt à défaillir.

Il ne put s'empêcher d'esquisser un sourire grimaçant de soulagement qui lui fit tressauter sa lèvre inférieure quand le toubib finalement abdiqua et retira progressivement la sonde.

Hélas, Flémonquin, n'était pas homme à renoncer pour si peu et ce n'était pas une prostate à la mord-moi-le nœud ou le jonc qui allait avoir le dernier mot.

Il eut un rictus nerveux de mauvais augure et annonça qu'il allait chercher une sonde plus grosse dans son bureau. Plus grosse !? Francis sentit qu'il allait défaillir.

En tenant fermement sa verge dégoulinante de sang, il cria :

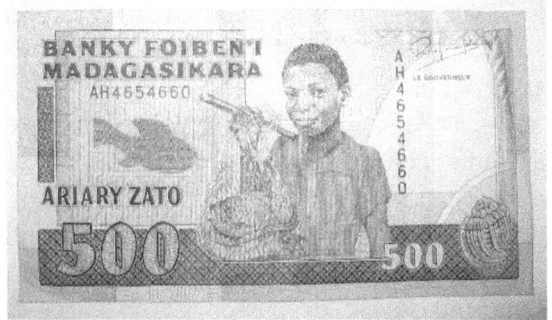

Comment ça ; plus grosse ?! Plus grosse, que quoi ?! Il n'allait pas tarder à le savoir …

Dehors, Jacques calculait en [5]« ariary » l'attente de son client avec en plus le trajet effectué.

Le soleil levait son nez sur la ville. Curieux, il pénétrait par la fenêtre du docteur. Il s'inquiétait de ce qui se préparait pour le vahaza. Il se demandait pourquoi il ne pouvait pas rester chez lui, avec le Samu, la Sécu, les services d'urgences, avec les hôpitaux bien aseptisés au lieu de fourrer son nez à Madagascar qui en était aux balbutiements de la civilisation. Pourquoi était-il revenu alors qu'il avait quitté le pays ? Ce vahaza là, s'il n'avait pas beaucoup de cervelle, en tout cas avait des couilles et Flémonquin était déterminé à bien s'en occuper.

Dans ses tiroirs, il finit par trouver une sonde plus grosse qu'un stylo-feutre. Afin qu'elle reste bien rigide pour la pénétration, il enfila à une extrémité un bout de bois qui ferait office de tuteur et permettrait de forcer le passage.

Le docteur s'installa carrément sur l'infortuné patient qui découvrant un balai en saisit l'extrémité pour la mordre à pleines dents. Il avait compris que ce ne serait pas une partie de plaisir.

Comme par hasard, les cloches d'Antsirabé se mirent à sonner. Francis implora avec ferveur le Seigneur de l'aider à surmonter cette épreuve. Ensuite, il se dit que le Bon Dieu

---

[5] Monnaie locale

n'avait pas que ça à faire à Madagascar. Il ferma les yeux pour penser à autre chose. Comme on lui avait appris dans une méthode de relaxation, il imagina une mer calme, bleue, bleue... bleue...

— Tendez la verge, lui cria Flémonquin

Rouge ! Rouge ! Rouge ! Francis ne voyait plus du bleu, mais du rouge écarlate. Une fulgurante douleur lui traversa la queue ne ressemblant à aucune autre. Son cœur s'arrêta de battre. Il ne respirait plus. Il se mit à mordre le balai comme un chien enragé tellement la douleur était insupportable pendant que le toubib frénétiquement voulait à tout prix forcer le passage. Il s'arc-boutait sur Francis et le sang giclait sur ses mains.

Il voyait bien que la sonde renforcée du bout de bois ne passait pas, mais, trop consciencieux, il voulait finir son œuvre.

Éberlué, le soleil continuait, à travers les persiennes, à observer la scène. Il ne put le supporter plus longtemps et fit passer à l'horizon un gros nuage pour se voiler la face se disant que même les délinquants sexuels les plus condamnables n'ont pas à subir un tel traitement.

On aurait dit que Francis venait d'accoucher. Il avait du sang partout sur les cuisses et le chibre en feu. Il cessa de mordre le balai et hurla :

— Je vous en supplie, arrêtez ! Arrêtez !

« Pas question ! », devait penser le toubib qui voulait gagner le combat contre dame Prostate à la carapace de tortue et, il se mit à pousser avec plus de détermination la sonde.

Francis décida d'employer les grands moyens. Il se saisit du balai et frappa Flémonquin à la tête. Surpris, il arrêta son action sadique. Il ouvrit de grands yeux de chouette et retira la sonde.

Francis regarda ses cuisses couvertes de sang. Il se saisit de sa verge meurtrie à pleines mains pour la substituer à son tortionnaire qui, frustré, lui conseilla de se rendre à l'hôpital.

Il se releva et serra le pauvre petit Popaul de toutes ses forces pensant atténuer la douleur. Il attrapa une éponge qui traînait, s'essuya rapidement, se rhabilla et dans une démarche de canard boiteux rejoignit le bureau du bourreau. Celui-ci lui rédigea une ordonnance avec prescription d'antibiotiques et de Permixon, un médicament qui soi-disant empêche la prostate de se développer.

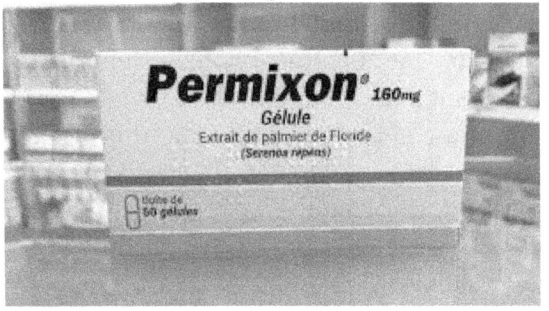

Ensuite, il rédigea une note pour l'hôpital et demanda 10 000 ariarys pour ses bons soins. Comme s'il fallait payer pour être torturé ! Mais Francis s'en foutait. Il aurait donné cinq ans de sa vie pour pouvoir pisser. Il sortit hagard du cabinet en tenant fortement l'infortuné Popaul de sa main à travers le jeans.

Le soleil, qui était curieux de connaître la fin de l'histoire, chassa le gros nuage et suivit Francis dans tous ses déplacements.

Jacques fut surpris de revoir son client dans un tel état. Il ne put s'empêcher de poser la question idiote que l'on pose à chaque coup et qu'il ne faut surtout pas poser :

— Ça va, patron ?!

Comme si ça pouvait aller bien avec un chibre sanguinolent dans la main martyrisé au-delà de l'imaginable ?!

— Vite ! À la pharmacie !

Jacques de face et de dos

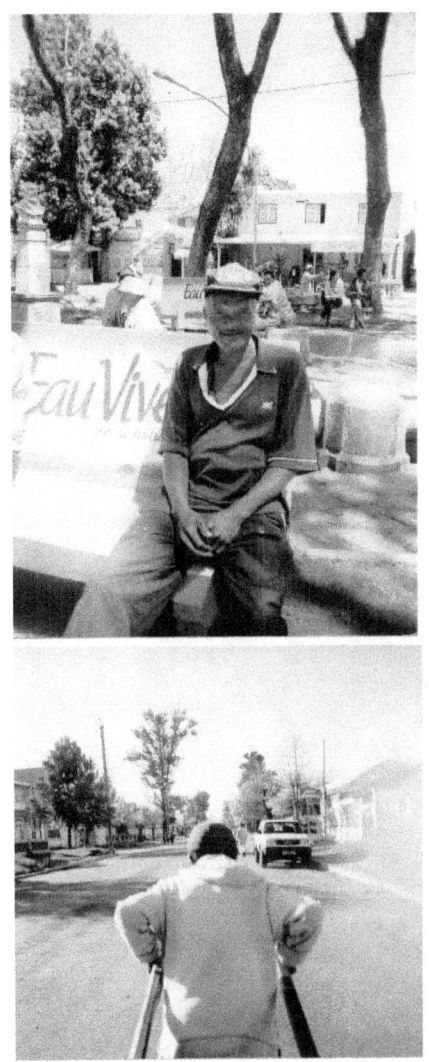

Chapitre 4 – L'infirmière

Jeudi 15 septembre – 11 heures

À travers une circulation ou tout le monde voulait passer en priorité, Jacques se faufilait de son mieux avec son pousse-pousse pour se rendre à l'unique pharmacie.

Il y avait du monde dans l'officine, mais l'étranger avait une telle mine de désespoir qu'on le laissa passer. Par chance, il restait une seule boite de « Permixon ».

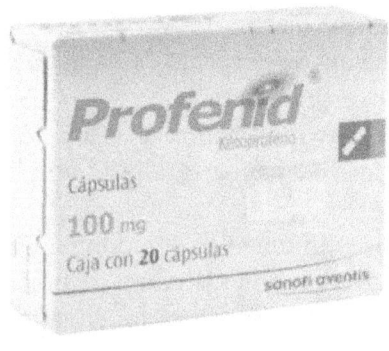

Francis demanda un verre d'eau et avala quatre comprimés d'un seul coup. Il demanda en plus s'il pouvait avoir une piqure pour la douleur. On lui donna du « Profenid » avec l'adresse d'une infirmière.

Jacques repartit dans les méandres de la circulation…

L'infirmière libérale par chance se trouvait à son domicile. Elle préparait dans sa cuisine, contrairement, à tout ce que l'on pourrait imaginer, une soupe corse dont elle tenait la recette de sa tante qui vivait dans cette autre île avec un Corse français.

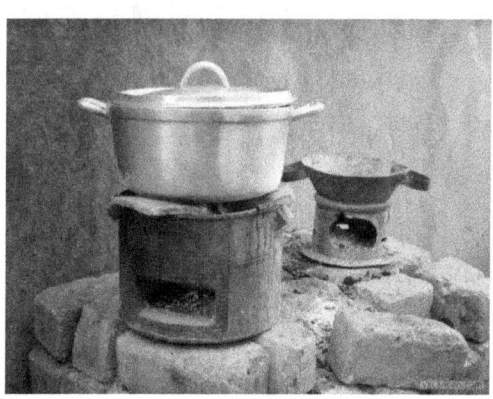

35

Madagascar, la grande île ! Quel curieux pays de contrastes, de mystères et de curiosités ?

Elle était occupée à peler en grosses rondelles des pommes de terre, des tomates et des courgettes. À côté sur un four malgache alimenté au charbon de bois mijotaient dans une marmite des haricots, de l'ail et de l'oignon avec un peu de porc. Il fallait laisser cuire une heure environ avant de rajouter les légumes. Ensuite, elle n'aurait plus qu'à compléter avec des pâtes, une cuillère à soupe d'huile d'olive, du basilic et terminer la cuisson.

— Mais, qui donc tambourine de la sorte ! se demanda-t-elle, soudainement, de mauvaise humeur.

Avec impatience, elle s'essuya les mains à un chiffon crasseux, prit soin de rajuster son pagne et alla ouvrir la porte.

Jacques, soutenait Francis qui tenait dans une main la piqure et de l'autre Popaul à travers son pantalon. Le brave coursier se fit l'interprète pour expliquer la situation alarmante du pauvre vahaza.

Elle pensa que c'était triste pour lui, et compatissait douloureusement ; seulement, il tombait au mauvais moment, car sa recette demandait des exigences, auxquelles impérativement, il fallait se plier, sinon elle risquait de la rater.

En effet, il fallait tailler le reste du jambon et le faire revenir dans une poêle sans matière grasse.

Cependant, elle réfléchit et se dit que tout de même ce serait idiot de sa part de laisser passer une pareille occasion de récupérer trois mille ariarys en cette période de vache maigre.

Elle fit baisser le pantalon de l'étranger qui s'exécuta aussitôt. En voyant le tableau, elle se demanda s'il n'avait pas participé à une corrida et reçu un coup de corne fort mal placé.

Francis ne sentit pas la pique de dame Picador et repartit avec Jacques rejoindre le pousse-pousse pour une nouvelle traversée de la ville en direction du Nord, à l'hôpital luthérien.

Chapitre 5 – Harson, le chirurgien

Jeudi 15 septembre – 16 heures

L'hôpital luthérien était financé par les Norvégiens, qui eux, au moins, font du social utile dans ce pays.

Devant l'entrée d'un joli porche, un groupe de tireurs de pousse-pousse attendaient la sortie des malades.

Francis en titubant, se dirigea vers les admissions où une employée lui indiqua les urgences. Au bout de l'allée, un groupe de blessés patientait attendant son tour sur un banc de fortune.

Il se recroquevilla sur le banc. On refusa tour à tour deux blessés qui n'avaient pas d'argent pour les soins.

À lui, on ne demanda pas s'il avait de l'argent pour payer, car il avait pu s'offrir un voyage qui représentait plusieurs années d'économies pour un malgache.

Il pénétra dans un bureau attenant au bloc opératoire où un assistant, habillé d'une blouse blanche maculée de sang, l'aida à s'installer sur une table semblable à celle de Flémonquin.

En attendant l'arrivée du chirurgien, il observait un employé qui balayait nonchalamment la pièce.

Docteur Harson, un jeune et beau gosse, tout juste promu médecin en chef arriva avec un joli bonnet blanc sur la tête.

Francis lui présenta les papiers de Flémonquin et le chirurgien y jeta un rapide coup d'œil. Il lui demanda de baisser le pantalon et il vit le travail :

— Qui vous a fait ça ?!

— Flémo… Flémonquin, balbutia, l'infortuné Francis.

À ce nom, son visage afficha une moue significative qui voulait tout dire mais il ne fit aucun commentaire désobligeant. Alors, Francis se dit que le toubib n'avait jamais dû être chirurgien mais boucher. C'était sa veine, il fallait qu'il tombe sur lui !

Le docteur Harson n'alla pas par quatre chemins :

— Vous devez vous faire rapatrier. En attendant, pour vous soulager de vos douleurs et libérer la vessie, je vais vous faire des ponctions.

Il s'absenta une minute et revint avec une énorme seringue. Francis ne se posait plus de question. Cependant, par rapport à Flémonquin, il se sentait en confiance avec le jeune chirurgien qui tapota son bas ventre, d'un seul coup il enfonça l'aiguille et ponctionna l'urine.

Il fit signe au balayeur de se rapprocher avec sa poubelle et y déversa un liquide jaune, poisseux, malodorant. Infect !

Il fallut trois bonnes doses pour soulager confortablement Francis.

Puis, le docteur donna ses coordonnées à Francis pour que le médecin de l'assurance le contacte et il lui souhaita bon voyage à l'île de la Réunion, avant de rentrer au pays.

Jacques attendait toujours son client sous le porche sachant qu'à nouveau il allait se faire 10 000 ariarys.

Chapitre 6 - Le Reiki

Jeudi 15 septembre – 20 heures

Dès son retour à l'hôtel, Francis téléphona à sa femme pour qu'elle contacte le médecin-conseil de l'assurance afin d'être le plus rapidement possible dirigé sur la Réunion puisqu'il avait souscrit une assurance complémentaire en cas de maladie ou d'accident.

Il lui restait quelques heures de répit avant que le rein qui ne s'était pas mis en grève ne lui remplisse à nouveau la vessie.

Il téléphona à son ami Joseph, le légionnaire pensant qu'il aurait peut être une solution miracle. Son pote lui promit de passer. La douleur ayant presque disparu, Francis se coucha pour récupérer.

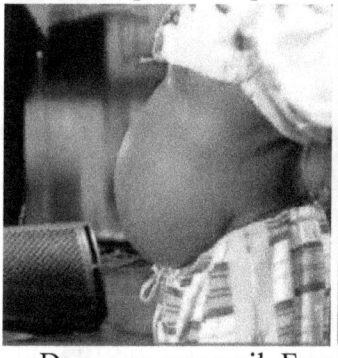
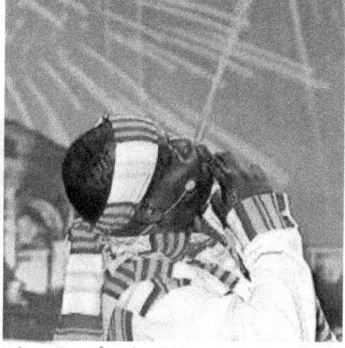

Dans son sommeil, Francis rêvait de Waterman, homme capable de boire 4 à 5 litres d'eau en 30 secondes et de les recracher comme une fontaine. Il avait impressionné le jury de l'émission « La France a un Incroyable Talent. »

Il crut réaliser sa prouesse, car le « Permixon » pris à jeun lui donnait des nausées et il dut se précipiter aux toilettes pour vomir la bile dans une quantité spectaculaire.

Il allait se recoucher quand on frappa à la porte. C'était l'ami Joseph avec son allure débonnaire et toute son expérience de baroudeur international qui faisait en grande pompe son entrée dans l'humble chambre d'hôtel.

D'emblée, il saisit la situation en main et demanda impérativement à Francis de se recoucher. Il obtempéra sans broncher tellement il sentait en son ami une ferme et tendre autorité.

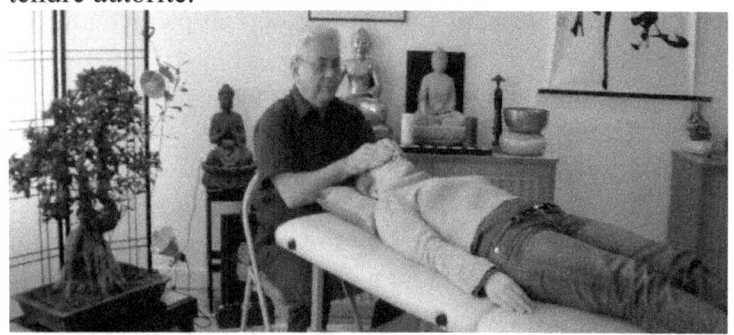

Joseph se plaça à la tête du lit et avec des gestes lents et solennels déposa sa montre avec soin sur la table. Puis, avec un air mystérieux, il lui dit :

— Ne t'inquiète pas, je vais te faire une séance de « Reiki ».

Justement, il n'en fallait pas plus pour inquiéter Francis.

— C'est quoi encore ce truc ?! demanda-t-il en redressant l la tête.

— C'est, quoi ce truc ? Eh bien, je vais te le dire. C'est tout simplement une méditation profonde et à la fois une thérapie manuelle qui agit sur les ondes cérébrales et se dirige naturellement vers les zones qui en ont besoin en libérant les blocages, en renforçant le système immunitaire, en atténuant la douleur, et en éliminant les toxines du corps. C'est génial !

Francis, éberlué, se demandait où il avait appris tout ça. Peut-être au fond d'une bouteille d'Ambilobé. À part cette possibilité, il n'en voyait pas d'autres.

— Cette méthode, mon vieux, révolutionne la science moderne. Maintenant, tu vas faire comme moi et tu vas enlever, ta montre, ta bague ; sans oublier d'éteindre ton portable.

Joseph le surprenait bougrement, il pensa :

— Après tout, pourquoi ne pas essayer son « Reiki » ? Si ça pouvait me permettre de pisser à volonté.

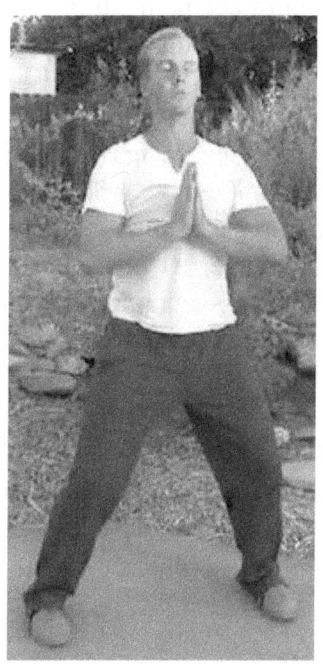

Joseph se mit en posture de Tai-chi, en joignant ses mains verticalement un peu comme s'il allait prier debout. Puis, il regarda fixement son ami qui finissait par se demander à quoi il jouait.

- Aie, aie ! cria Jo en se reculant.

- Qu'est-ce que tu as ? demanda Francis inquiet.

— Je suis en train de prendre toutes tes mauvaises ondes. Vite, enlève ta ceinture ! Mais bon sang, enlève-là, je te dis !

Francis obéit et Jo continua son cinéma. Il grimaçait, soufflait comme un bœuf semblait souffrir le martyre.

Jamais Francis n'avait vu son ami légionnaire dans un tel état, il ne savait plus si c'était du lard ou du cochon. Il le regardait béatement et se demandait comment cette histoire allait se terminer.

Enfin, au bout d'une demi-heure, il reprit son état normal et demanda :

— Alors, comment vas ? Tu te sens mieux ?

Francis n'avait pas de réponse et il se dépêcha d'en trouver une pour ne pas vexer son ami qui s'était tellement donné du mal :

— Je ressens comme des picotements qui se diffusent dans mon bas ventre…

— C'est bon signe. C'est là un des effets extraordinaires de la séance.

Épuisé, il tira la chaise de la table et s'y installa pesamment en se prenant la tête entre les mains. Il prit une respiration, et avec le sentiment du devoir accompli, il déclara :

— C'est fini, pour moi et toi, tu vas mieux maintenant. Excuse-moi, mais je dois t'abandonner, car je dois récupérer. Cette séance m'a mis complètement à plat.

Il quitta la chambre et se rendit au premier bar pour recharger ses batteries avec un double verre d'Ambilobé.

Francis réalisa qu'il fallait qu'il mange quelque chose. Il se rendit à la pâtisserie voisine et acheta deux croissants. Il ne put qu'en grignoter un et laissa le second sur la table avant de se recoucher.

De son côté, sa femme avait fait des miracles en alertant l'Assurance. Tout se mettait en place pour le rapatriement.

Chapitre 7 – Le chien

Jeudi 15 septembre 23 heures

La sonnerie insistante du téléphone réveilla Francis. Il fut agréablement surpris d'entendre la déléguée de l'assurance l'informer que le maximum était en cours pour le rapatrier. Rassuré, par la bonne nouvelle, il tenta de repiquer un roupillon quand une forte envie de pisser le saisit brusquement. Plein d'espoir, il se planta devant les w.c. en tenant Popaul du bout des doigts. Rien ! Pas une goutte, il tint, en vain, la même position durant un bon moment. La prostate avait mis deux claques au « Permixon » qui s'était réfugié au creux de l'estomac. Cette salope faisait la loi. Elle avait décidé de courir en tête pour le faire chier et les médicaments, le Reiki, rien ni personne, la coifferaient sur le fil du poteau.

Il avait installé la serpillère de la salle de bain au pied du lit. Du sang coulait encore de sa verge meurtrie mais pas une goutte d'urine.

La nuit venait de tomber avec ses fantômes et il voyait passer des ombres devant sa porte. Un chien aboya à la mort. Soudain, il redoubla d'attention, car on grattait à la porte. Il se demanda si ce n'était pas un cambrioleur.

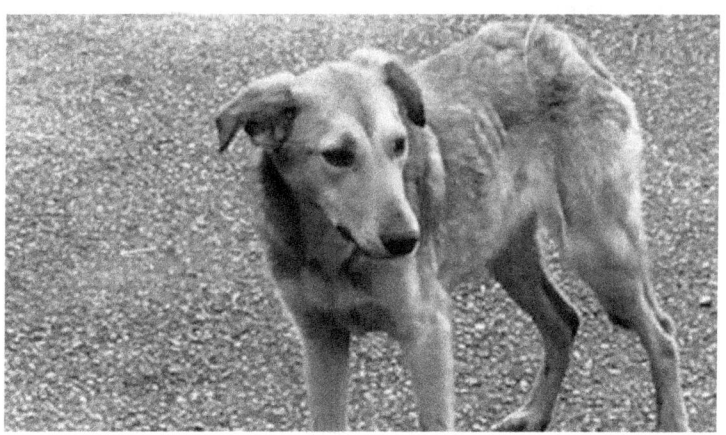

Impossible pensa-t-il :

— Dans ce pays, les bandits ne prennent pas autant de précautions.

Il se dirigea vers la porte pour voir de quoi il s'agissait. Il ouvrit et sentit une forme aussitôt reculer. À deux mètres, une bête aux grandes oreilles le fixait. Quelques secondes furent nécessaires pour que Francis s'habitue à l'obscurité. Il découvrit une sorte de chien bizarre avec une longue silhouette aux oreilles démesurées qui le regardait comme un loup-garou. Que faisait ici cet animal ? ! Par quoi avait-il été attiré ? Ou alors, venait-il lui annoncer un mauvais présage ? Mais bon sang ! Que voulait ce chien errant, ce bâtard mal nourri pour venir gratter à sa porte ?

Perché sur ses pattes vacillantes, le chien aux grandes oreilles aux yeux jaunes et bouffis le scrutait étrangement.

Francis sentit sa respiration s'accélérer. Le chien fit un pas en arrière et tourna la tête pour voir si quelqu'un arrivait. Il savait que si on le surprenait, il se ferait chasser à coups de pieds ou de pierres. Avec l'expérience de la vie, il était devenu prudent. Il continua à observer Francis d'un regard brillant animé d'une étrange lueur. Le museau froncé avec ses babines tremblantes laissait découvrir ses crocs aiguisés. Tranquillement, il laissa échapper un jet d'urine, histoire de marquer son futur territoire. Francis trouva le clébard gonflé. Il pensa que lui ne pouvait même pas pisser aux toilettes. Il aurait voulu faire comme le chien contre le mur et il aurait été heureux de payer un supplément à l'hôtelier pour le désagrément.

— Fous le camp ! voulut crier Francis.

Mais, il resta sans voix et referma la porte de la chambre. Dehors, le chien errant s'avança à nouveau prudemment, la queue basse, les babines retroussées, les yeux écarquillés et gratta à nouveau à la porte. Il pesait au moins quarante kilos et son poil luisait dans la nuit. Son dernier repas dégotté dans une poubelle déposée au bord d'un chemin remontait au moins à deux jours. Il n'avait pas peur des étrangers. Il savait par expériences qu'ils étaient plus braves que les locaux. À plusieurs occasions, ces vahazas lui avaient jeté un bout de leur sandwich.

À l'intérieur, Francis écoutait le chien gratter. Il aperçut le croissant sur la table. Alors, il ouvrit la porte et le lui jeta :

— Tiens Bacchus ; ça te va ?!

Il venait de baptiser le chien et Bacchus s'en empara et l'avala gloutonnement en remuant en signe de contentement et de reconnaissance la queue.

Demain, il sera de nouveau à la porte de la chambre à gratter pour recevoir son croissant et son su-sucre.

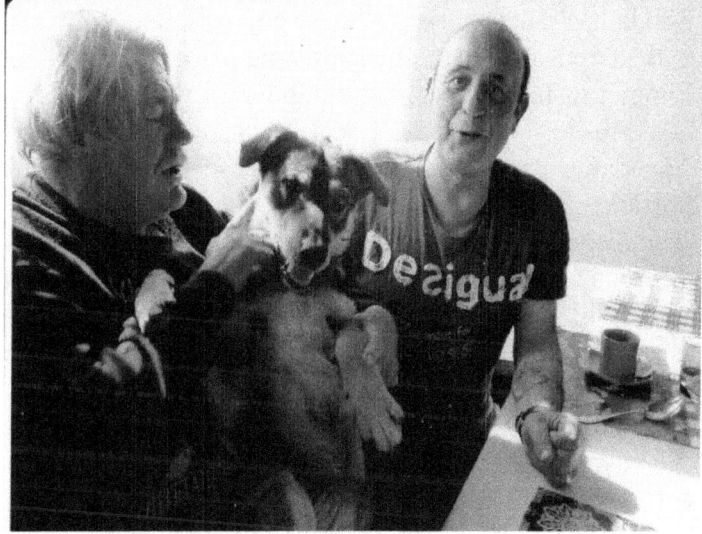

Francis avec Joseph et un chien qui ressemblait un peu à Bacchus

La nuit du jeudi fut comme la précédente : sale noire et lugubre. Après le départ de Bacchus, Francis resta debout cramponné au montant du lit avec la serpillère installée au-dessous. Il essayait d'uriner mais, sans succès. Ses jambes tremblaient fébrilement. Il était au bord de la crise de larmes et en même temps, il se sentit submergé par une rage intense contre le mauvais sort qui semblait s'acharner sur lui. Il comprenait difficilement comment une histoire aussi dingue pouvait lui arriver.

Son portable sonna. Il se jeta dessus. C'était le médecin-conseil de l'assurance qui lui demandait l'envoi du rapport de l'hôpital par fax.

Il en avait de bien bonnes ! Surtout que Francis comptait bien se faire rapatrier dès le lendemain matin.

Aussitôt, il appela sa femme qui était originaire de Madagascar :

— Ne t'inquiète pas. J'ai contacté une de mes amies, elle viendra te voir avec une masseuse spécialiste du « Shiatsu ». C'est très efficace pour solliciter la prostate.

Soudain, Francis eut envie de se cogner la tête contre le mur. Il se ravisa pensant que sa femme à quelques milliers de kilomètres faisait de son mieux pour lui venir en aide.

— Après le « Reiki », va pour « Shiatsu ». Si ça pouvait dérider dame Prostate pour qu'elle laisse Popaul remplir son office ; pourquoi pas !?

Il se recoucha espérant trouver rapidement dans les bras de Morphée un sommeil profond et réparateur. Il voulait surtout oublier pour un temps tous ses ennuis. Il se trouvait dans cette zone indéfinissable entre l'état de veille et le sommeil quand il entendit une voix :

— Hé, Francis !

Ne voyant personne, il se demandait d'où pouvait venir la voix.

— Tu te souviens de ton premier combat de boxe ?

Parler de boxe détend particulièrement Francis qui pratiqua pendant de nombreuses années avec passion ce sport si particulier et pourtant tellement prenant.

— Bien sûr que je m'en souviens. J'étais tellement inquiet qu'avant d'arriver sur le ring, j'ai dû retourner aux vestiaires pour y faire un dernier petit besoin naturel.

— Hé, Francis ?

— Quoi encore ?!

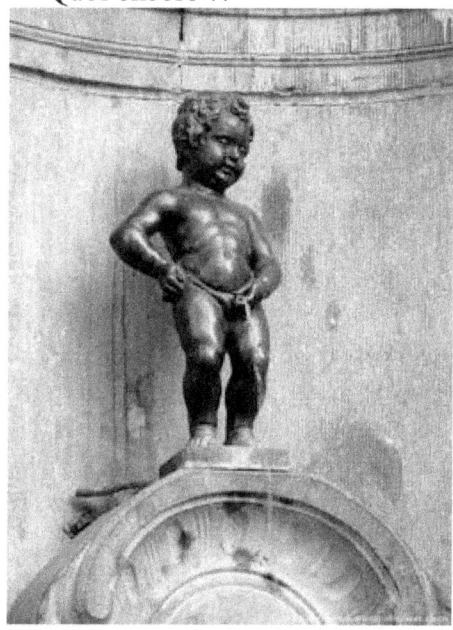

— Tu te souviens du nom de cette statue en bronze qui représente un petit garçon en train d'uriner ?

— Ah ouais ! Le môme qui pisse !?

La voix ressemblait à celle de Jean-Pierre Foucauld

— Rappelle-toi, la statue en bronze est située au cœur de Bruxelles, dans le quartier Saint-Jacques…

— Si j'ai la bonne réponse, j'aurais le droit de pisser ?!
— Oui ! répondit Jean-Pierre.
— Le Manneken pis.
— Francis, c'est ton dernier mot ?
— Oui, Jean-Pierre, c'est mon dernier mot.
— C'est la bonne réponse. Bravo, Francis !

Il se précipita aux toilettes et dégaina, pendant que Jean-Pierre, sadique, le raillait :

— Paraît-il que le petit nom du Manneken pis est « Petit Francis » ; tu ne trouves pas ça marrant ?

— Tu m'as roulé, je n'arrive pas à pisser !

En plus, pour remuer le couteau dans la plaie, la voix qui ressemblait à celle de Jean-Pierre Foucauld ajouta :

— Tu sais, de nos jours certaines sociétés folkloriques ont gardé pour tradition lors de certaines célébrations d'offrir à boire en faisant couler de la bière sur un Manneken pis.

Francis n'en pouvait plus :

— Ô, toi, la Voix de mes deux, je vais te casser la gueule !

La Voix dut prendre peur, car elle se tut. Après un silence, il entendit la chanson de Patrick Bruel « Casser la voix, casser la voix ».

C'est là qu'il se réveilla pour de bon avec une énorme envie de pisser…

Après une vaine tentative, découragé, il finit par se recoucher. Le sommeil n'était plus au rendez-vous. Il décida de s'adresser au Bon Dieu :

— Mon Dieu, je vous en supplie. J'ai besoin de votre aide. Soulagez-moi. J'ai trop mal. Je suis terrorisé. Par pitié, aidez-moi à uriner.

Il ne voulait rien laisser au hasard et se souvint du « Je vous salue Marie ». Il l'égrena d'une voix chevrotante :

Je vous salue Marie, pleine de grâce

Le Seigneur est avec vous,

vous êtes bénie entre toutes les femmes

et Jésus, le fruit de vos entrailles, est béni.

Sainte Marie,

Mère de Dieu,

priez pour nous,

pauvres pécheurs

maintenant et à l'heure de notre mort.

Amen !

Plein d'espoir, il attendait un petit miracle ; rien qu'un petit pipi : c'est tout ! Même pas ! Il finit par avoir des idées noires :

— Si j'avais un révolver, sur cette table, je me tirerais une balle dans la tête. Même pas un couteau pour me faire hara-kiri dans cette chambre de merde !

La peur avec la douleur le tint éveillé jusqu'à l'aube qui après l'interminable nuit finit par se lever. Enfin, il allait voir le chirurgien Harson, pour récupérer les papiers demandés et surtout pour qu'il lui fasse une nouvelle ponction…

Chapitre 8 – La prostate

Vendredi 16 septembre 8 heures

Harson se levait toujours très tôt. Il savait qu'un tas d'accidentés l'attendaient aux urgences. Après s'être rasé, il avala son « vary nana » : une composition de riz sucré et de lait chaud. Il fallait avoir l'estomac bien accroché pour faire face à tout ce qu'il devait réparer tous les jours que Dieu fait. Il passait des factures à toutes sortes de blessures, jusqu'aux ponctions pour ce vahaza venu le trouver la veille.

Il pensa qu'à l'heure actuelle, il devait être rapatrié sur la Réunion. Au moins là-bas, il serait mieux pris en charge, car dans son hôpital, seuls ceux qui payent d'avance sont soignés. Même s'il n'était pas d'accord, le système l'imposait.

Quelle fut sa surprise de retrouver Francis au premier rang de la file d'attente ?

— Vous êtes encore là ! Pourtant, j'ai eu le médecin de votre assurance au téléphone.

— Ouais, mais maintenant, il me demande un fax de l'hôpital. Ça devient pire qu'en Afrique chez vous !

— Bon, en attendant, je vais vous faire une autre ponction.

Il s'installa sur la table d'opération. Le docteur lui enfonça l'aiguille et fut surpris en aspirant de ne pas récupérer l'urine.

— Venez, on va passer à la maternité pour une échographie.

Francis voyait tout. Il repéra cette salope de prostate dans le bocal de sa vessie. On aurait dit un gros poulpe qui se baignait tranquillement ou une baleine se prélassant dans une piscine.

— La vache, elle est magnifique. Il va falloir que je pique plus bas, constata le médecin.

Eh oui ! Harson avait piqué trop haut, dans le dos de dame Prostate qui en fut très irritée au point que s'il recommençait, capable du pire comme du meilleur, elle était prête à foutre une infection urinaire de tous les diables.

Pour le meilleur, il faut lui rendre grâce, car c'est par ses bons et loyaux services que nous, mâles, expédions le sperme. Lors de ces moments, ô, combien exaltants ; comme nous lui sommes reconnaissants et comme c'est bon d'avoir dame Prostate pour amie.

Mais voilà, la mienne avait pris du poids et elle ne pouvait pas se faire à l'idée que ce chirurgien joue avec elle au picador.

Harson piqua plus bas et il surprit dame Prostate qui n'en revenait pas de se faire dévaliser, à son nez et à sa barbe d'une bonne quantité d'urine. Le casse du siècle !

Puis, ils repartirent au bureau et le docteur tapa d'un seul doigt sur son ordinateur portable la lettre.

Francis se sentait mieux. Il demanda à Jacques de le déposer à la pâtisserie. Il avala avec le café deux « Permixion » puis deux œufs au plat et n'oublia pas de prendre deux croissants pour la prochaine visite de Bacchus. Pour lui, aucun doute, il allait revenir.

Il décida de se rendre au consulat de France dont le bureau se trouvait dans les jardins d'une maison de retraite. Le parc était agréable et bien tenu. Pour combler le manque de pensionnaires (car dans ce pays, on garde les vieux à la maison), la maison de retraite avait des chambres d'hôtes pour les étrangers de passage.

Par chance, le vice-consul n'était pas parti à la chasse et se trouvait dans son bureau. Le petit bonhomme rond et bien habillé avec sa veste à rayures avait bien compris l'inconfortable situation de Francis mais il argumentait savamment :

— Je ne peux pas vous rapatrier, vous n'êtes pas résident. C'est à votre assurance de faire le nécessaire.

Francis voyait bien qu'il n'y avait rien à faire. Le consul accepta tout de même d'apposer son visa sur la lettre du médecin-chef de l'hôpital. Puis, il le raccompagna à la porte et lui tapota l'épaule :

— Bonne chance !

Il en avait de bonnes. C'est bien connu, chez nous les ambassades et consulats ne font rien pour leurs ressortissants.

Il demanda à Jacques de le ramener à la chambre d'hôtel. À l'arrivée, il lui fit remarquer qu'il avait augmenté son tarif qui s'élevait, dorénavant, à douze mille ariarys. Va pour douze mille ! Il n'était plus à ça près !

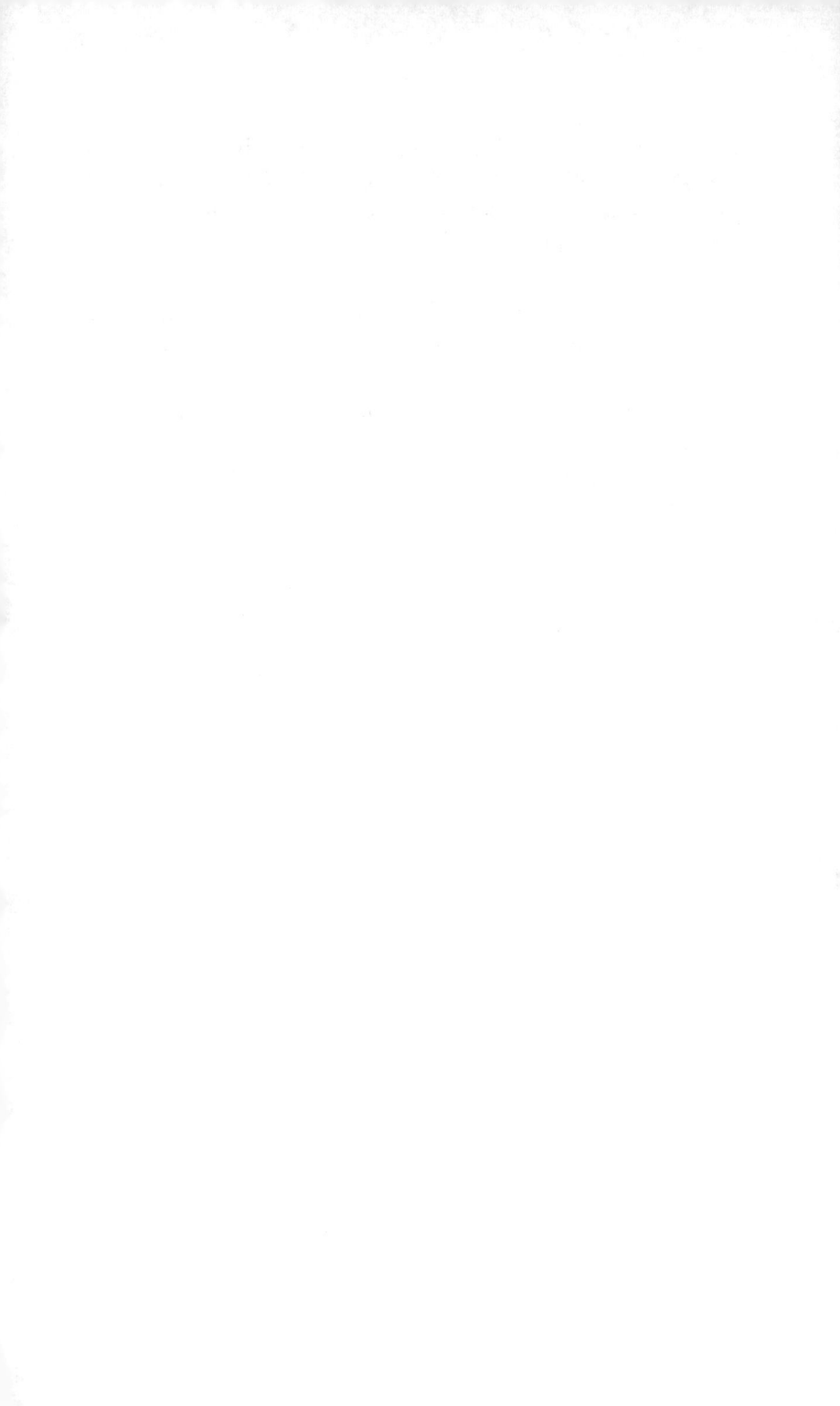

Chapitre 9 – La masseuse

Vendredi 16 septembre 18 heures

Son ami, Joseph le légionnaire, lui avait promis de lui rendre visite dans l'après-midi, mais cela lui fut impossible. Il avait une telle gueule de bois qu'il ne pouvait plus se lever.

La veille après avoir quitté Francis, il fit ce qu'on appelle la tournée des grands-ducs : tous les bars de Mangarivotra Nord. Il avait forcé sur l'Ambilobé et était entré à deux heures du matin. Sa femme avait renoncé à l'engueuler. Autant pisser dans un violon ! Toutefois, à trois heures du matin, elle s'indigna tout rouge contre Jo qui s'était levé dans son sommeil et croyant être devant les toilettes pissait contre l'armoire de la chambre. Il ne s'en rendit même pas compte et se recoucha comme un bienheureux pour replonger dans un sommeil éthylique.

Qu'importe, le destin n'abandonnait pas Francis. Dans la soirée, Jeannette, une amie de sa femme, prévenue de l'affaire, accompagnée d'une masseuse très jolie, bien habillée et parlant un bon français, lui rendit visite. Elle lui expliqua avec force de détail :

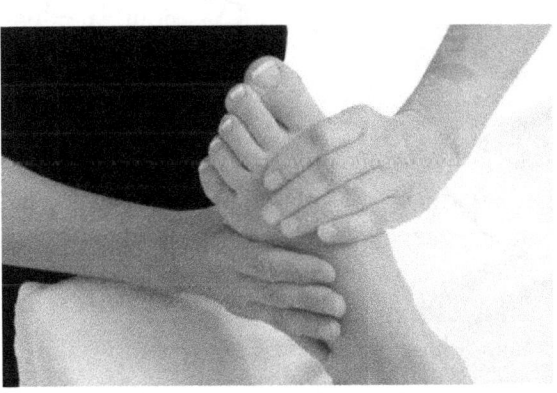

— Voilà, je vais vous faire une séance de « Shiatsu », une méthode qui va relaxer l'intérieur de votre corps à l'aide de différentes pressions sur la voute plantaire. Le but étant de corriger le dysfonctionnement interne en vous insufflant apaisement, vitalité, dynamisme et santé.

Elle se mit à lui masser les pieds avec application. Francis se dit :

— Au moins, j'aurais tout essayé. En tout cas, même si ma femme me supplie, il ne sera jamais question d'expérimenter le « Tamakeri », cette méthode où on donne des coups de pieds dans les couilles.

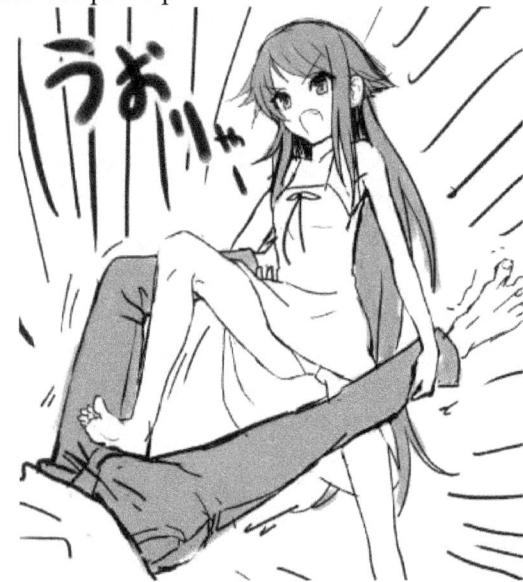

Surtout, ne croyez pas que Francis disait une connerie. Cette méthode existe vraiment. Il faut dire qu'elle vient du Japon qui est réputé pour ne pas faire dans la dentelle. Une explication pour ne pas mourir idiot. Au cours de cette thérapie, le partenaire-docteur montre sa supériorité au partenaire-malade en tenant dans ses mains ses testicules dans le but de lui faire exécuter ses instructions.

Plusieurs techniques sont utilisées :

1- Boxer les testicules comme avec un punching-ball.

2 - Saisir les burnes et les écraser délicatement entre les doigts en leur faisant subir un certain nombre de tours.

Paraît-il que DSK était un fervent adepte du « Tamakeri » ?

Revenons à notre jolie masseuse qui après sa séance de « Shiatsu », lui déconseilla le lait de vache et surtout le camembert, car ce n'était pas bon pour la prostate.

Quelle putain de maladie ! Il se consola disant que des personnages illustres en connurent les déboires comme Pie XII, Vercingétorix, Mitterrand et d'autres certainement. Il n'avait pas lancé la mode !

Plus tard, sa femme lui téléphona pour lui annoncer que le médecin avait bien reçu le fax et allait le contacter.

En effet quelques instants après, le médecin téléphona et demanda à Francis de faire un cystocath.

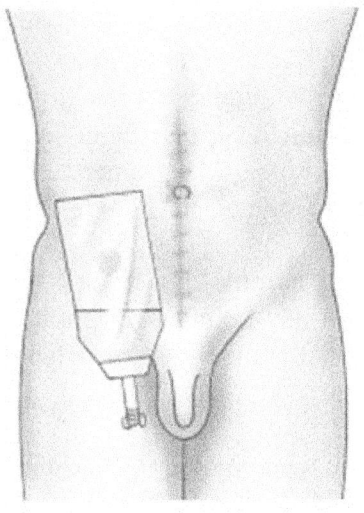

— C'est quoi ce truc ?

— Une sonde à demeure, insérée directement dans la vessie à partir de l'abdomen. Il permet l'évacuation des urines. Il suffit d'une petite intervention chirurgicale et le tour est joué.

Francis n'était pas chaud pour se faire opérer à Madagascar, mais le docteur Harson lui inspirait confiance. Il ne lui restait plus qu'à le contacter.

Le chirurgien accepta de l'opérer le lendemain matin à condition qu'il lui signe une décharge. Pas le choix…

Nuit du vendredi

Il finit par s'endormir. Un peu avant minuit, Bacchus trouva le moyen de pénétrer dans l'hôtel. Il baissa la tête pour humer sous la porte de Francis. Il en déduisit qu'il était à coup sûr à l'intérieur et se mit à gratter.

Francis se leva en faisant craquer le lit. Aussitôt le chien se raidit et recula. L'homme ouvrit la porte et constata que c'était bien Bacchus. Ce chien hirsute aux yeux jaunes aux grandes oreilles de renard le regardait avec inquiétude. Francis fit un pas en avant et la bête recula en découvrant ses babines. Les rayons du clair de lune se réfléchissaient sur ses crocs et Francis pensa qu'il ne serait pas prudent d'avancer davantage. Ils se regardèrent un moment sans que rien ne se passe. Remis en confiance, l'animal s'assit sur son derrière attendant la suite des évènements. Francis retourna à la chambre et récupéra les deux croissants. Il savait que la nuit allait être longue et douloureuse. Alors, autant jouer avec ce chien fantomatique venu lui rendre visite. Il découpa un morceau du croissant et le jeta à l'animal qui remua la queue en signe de remerciement et l'avala d'un coup, comme on boit cul sec. Pauvre bête, elle crevait de faim.

Pour faire durer le plaisir, l'homme attendit un peu avant de lui balancer un autre morceau. Le manège continua une partie de la nuit. Finalement, ce grand clébard efflanqué, à la gueule-de-loup, aux yeux de renard et aux longues oreilles lui devenait sympathique.

Bacchus avait certainement eu un maître vahaza dans le passé et malgré l'abandon le gardait en mémoire. Sinon, pourquoi, serait-il venu, lui rendre visite avec autant d'insistance ?

Il avait avalé les deux croissants et pourtant, il ne se décidait pas à partir. Lui aussi trouvait l'étranger sympathique. Soudain, des bruits de pas l'alertèrent et il s'échappa.

Seul à nouveau, il se recoucha. Le sommeil avait fui complètement et la vessie s'emplissant progressivement faisait déguster ses reins. Il péta un plomb et se dressa sur son lit, sauta à pieds joints en criant :

— Pipi ! Pipi !

Les cris réveillèrent en sursaut le locataire du dessus qui se demandait s'il devait ou non alerter le gardien. Finalement, il se ravisa pensant qu'il s'agissait d'un petit garçon avec une grande envie de se soulager que ses parents ne prenaient pas au sérieux.

« Le petit garçon », s'étant calmé, le voisin conclut que les parents avaient fait le nécessaire pour leur enfant et qu'il avait bien fait de ne pas ameuter le gardien.

Sur le bord du lit, la tête entre les mains, en effet, il s'était calmée. Il resta un moment dans cette position prostrée. Puis, il décida d'avaler deux « Lexomil ». Ainsi dopé, il finit par s'endormir et rêva au maneken-pis.

Quelle fut sa surprise quand il se réveilla, à six heures du matin, il constata que son lit était mouillé ? Face à la vessie prête à éclater, Dame Prostate avait daigné relâcher quelque peu son étreinte et laisser passer le trop-plein. Il ne restait lui qu'à expliquer à la femme de ménage ses problèmes de fuites.

Il était temps de se rendre à l'hôpital pour l'opération. Jacques son fidèle coursier était à pied d'œuvre pour l'amener à la Cour des Miracles où quelques éclopés attendaient déjà leur tour.

Harson s'était rasé de près et finissait son vary-nana…

Chapitre 10 – Le cystocath

Samedi 17 septembre 8 heures

Un assistant du docteur fit entrer Francis dans le bloc opératoire. Il lui demanda de déposer ses chaussures et son jeans dans un coin de la pièce. Ici, on n'allait pas s'emmerder avec la douche à la Bétadine et l'accoutrement ridicule qui vous laisse le cul à l'air. Comme dirait Joseph qui ne faisait jamais dans la dentelle : « un truc de PD ». Dans cet hôpital, on travaillait à l'ancienne sans anesthésie. Peut-être, on en mettrait un peu pour le vahaza, car sinon il allait gueuler. C'est qu'ils sont fragiles ces oiseaux-là !

Le bloc était sommaire avec un carrelage usé. On distinguait une table de travail où traînaient quelques ustensiles tranchants et des compresses.

On alluma les projecteurs au-dessus de sa tête et il eut l'impression, pour la première fois, de tenir le premier rôle dans le film d'horreur : « Pisser ou ne pas pisser, telle est la question. »

Dans la pièce voisine, on entendait Harson fouiller dans les tiroirs et ne trouvant pas son scalpel préféré alors que le patient s'inquiétait de plus en plus, vu la tournure bohème des évènements.

Un assistant entreprit de lui raser le ventre, un autre amena le cystocath qu'on allait lui introduire avec au bout une énorme poche qui pouvait recevoir jusqu'à cinq litres de liquide.

Le chirurgien coiffé d'un bonnet blanc et d'une blouse blanche incroyablement immaculée fit son entrée avec le bistouri à la main.

Ce jour-là, il était particulièrement de bonne humeur :
— Alors, comment ça va ?

Comme s'il pouvait aller bien et avec en prime une super forme olympique. La conne de question que l'on pose à tous les coups et à laquelle pour rester sur la même longueur d'onde, on répond tout aussi connement.

— Couci-couça, répondit Francis.

La réponse fit rigoler Harson qui considéra que l'étranger méritait une petite piqure d'anesthésie locale pour son humour délicieux.

Il se mit au boulot et perfora la paroi vésicale. Francis grogna, car il sentait nettement la brûlure du scalpel. Le docteur compatissant envoya un petit jet d'anesthésie, en se disant que les Français étaient des poules mouillées. Il se demanda comment le coq pouvait-il être encore leur emblème national ? Il continua à trancher puis s'empara d'une extrémité du long tuyau du cystocath qu'il cousit à la paroi vésicale.

— Et voilà le travail ! annonça-t-il en ouvrant le robinet.

La poche se remplit à toute allure. Pour fêter l'évènement, on offrit généreusement à Francis un coca-cola. Sur la table d'opération, il trinqua avec Harson.

Pendant ce temps, les assistants discutaient et trouvaient le système vachement bien. Ils ne devaient pas en faire souvent. Ici, on n'allait pas par quatre chemins, on procédait direct à l'ablation de la prostate. D'un côté, ça diminuait la natalité et de l'autre ça permettait aux copains du « prostaté » de s'occuper de sa femme.

Le cystocath recueillit trois litres et demi d'urine. Pas mal, n'est-ce pas ! Dame Prostate s'était fait baiser par Harson l'astucieux.

On aida Francis à se rhabiller. Il n'avait plus qu'à accrocher la poche à son jeans. Il se sentait tellement soulagé ! Il ne put s'empêcher d'embrasser le chirurgien. Ému, il reconnut que si les Français étaient des poules mouillées, ils savaient remercier avec effusion.

Le vahaza était content, pour lui c'était le principal. Après les embrassades, il ne restait plus qu'à régler la note.

À la sortie, Jacques fut heureux de voir son patron avec une bonne mine. Il le ramena à la pâtisserie et se fit régler, rubis sur ongle, douze milles ariary.

Tout allait pour le mieux dans le meilleur des mondes possibles

Samedi vers midi

Francis fit une entrée très remarquée à la pâtisserie avec sa pochette surprise accrochée à la taille qui se remplissait d'urine. Il s'octroya un copieux petit déjeuner : des œufs, des croissants, et des tartines grillées. Surtout, il n'oublia pas les deux croissants pour Bacchus. Il lui devait bien ça pour lui avoir tenu compagnie pendant les deux nuits difficiles. Deux croissants, ce n'était pas grand-chose en comparaison de ce que donnent en France les mémés et quelques fondus à leurs chers quatre-pattes. Mais pour Bacchus, c'était prolonger sa vie et éviter de crever de

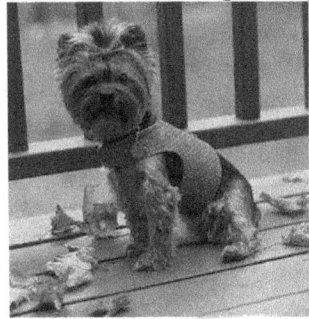 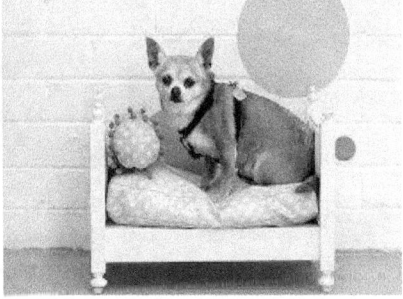

faim !

Il avait vu à la Télé des couples qui offrent des vêtements de luxe excentriques à des prix exorbitants qui rendent les pauvres bêtes ridicules, des vacances dans des hôtels 5 étoiles, avec des supers menus. Alors qu'il y a dans le monde tant d'hommes de femmes et d'enfants qui crèvent de faim et n'ont pas de toit pour s'abriter.

Rien à voir avec un chien de Madagascar qui pour se nourrir doit compter uniquement sur son flair et son culot.

Il arrivait qu'on ne nourrisse pas les prévenus en prison. Alors les chiens …

Perdu dans ses pensées philosophiques, il oublia complètement sa pochette surprise planquée sous la table. Mais, il fut rappelé à l'ordre par le tuyau quand il se leva pour sortir de la pâtisserie.

En retournant à sa chambre, il vit Joseph qui l'attendait devant la porte de l'hôtel. Après sa tournée des bars, il était venu prendre des nouvelles. Il était prêt à lui faire une autre séance de « Reiki » pour l'apaiser.

— Je suis content de te voir, alors ça va mieux ?

Francis exhiba le tuyau :

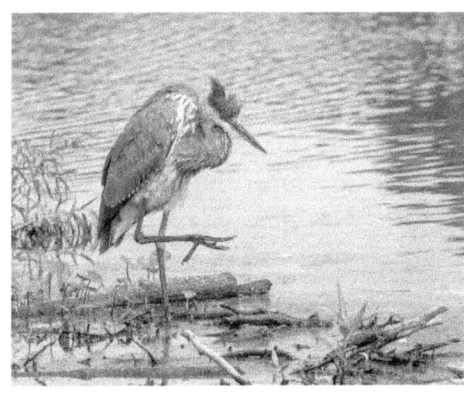

— L'important, c'est de pisser, lui répondit-il.

Avant de pénétrer dans la chambre, Joseph arrêta Francis. Il prit la pose du héron. Francis fut surpris de le voir dans cette position instable surtout que le bonhomme pesait dans les cent vingt kilos.

— Qu'est-ce que tu fais Jo, du Tai-Chi ?

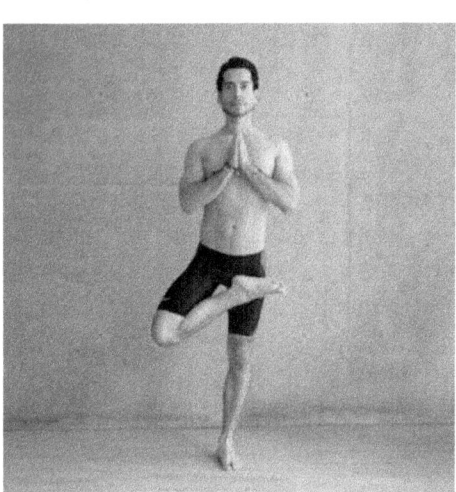

Le légionnaire fit signe à son ami de se taire lui faisant comprendre qu'il était en pleine concentration transcendantale.

Il reprit sa pose, médita un moment, puis, il imposa ses mains sur la porte et prononça une prière en malgache afin d'exorciser le mal. Ensuite, il invita Francis à entrer. En peu de temps, Joseph l'ancien légionnaire était devenu chasseur d'esprits, grand marabout et sorcier malgache. Allez donc savoir…

Il ne tarda pas à oublier le monde des esprits pour revenir sur terre

— Je vais chercher une bouteille d'Ambilobé pour fêter ça !

Et il partit. Entre temps, Francis recevait un appel du médecin-conseil de l'assurance qui lui signifiait qu'étant équipé de la sonde, il pouvait entrer en France, mais que rien ne pressait.

C'est toujours pareil avec les assurances, si votre toiture s'est effondrée et si vous avez installé une bâche, on peut attendre la fin du déluge.

Il ne l'entendait pas de cette oreille et alerta sa femme qui lui promit de faire le nécessaire pour qu'il rentre au plus tôt. Quand il coupa la communication téléphonique, la porte s'ouvrit, et Joseph apparut, avec, non pas une, mais deux bouteilles d'Antilobé.

Il remplissait les verres, racontant pour la xième fois ses souvenirs de mercenaire :

— Pour beaucoup, les îles du "Salut" furent un enfer. Pour moi, elles ont été un paradis. On chassait le crocodile en batifolant dans les eaux troubles, on se nourrissait de gibier grillé au feu de bois. Ah ! Quel régal, face à l'océan, sur une plage de poudre et de coquillage !

Quand il racontait, il devenait poète et on finissait par se croire au Club Med.

— Allez, hop ! Un autre verre d'Ambilobé pour oublier le tuyau !

Son visage sous l'effet de l'alcool passait du rouge vif au mauve avec une palette impressionnante de nuances au fur et à mesure que la bouteille se vidait.

— Ah ! Qu'il est beau, mon saint-joseph lors de ces moments mémorables ! pensa Francis.

Il remarqua avec une pointe d'inquiétude que le liquide qui remplissait la poche avait la couleur trouble des marais. Docteur Joseph le rassura aussitôt :

— Ce n'est pas grave !

Et il déboucha la deuxième bouteille et continua à narrer ses aventures rocambolesques.

Les vapeurs d'alcool flottaient dans la chambre comme un brouillard londonien. Joseph embarqua, Francis complètement bourré, dans ses récits. Il vivait pour de vrai les aventures de son copain : avec lui, il dévalait les pentes abruptes des montagnes, grimpait aux arbres, traversait des rivières infestées de crocodiles, chassait toutes sortes de bêtes, baisait des femmes à tour de bras…

Mais, surtout, il oubliait son tuyau et Dame Prostate.

Quand la deuxième bouteille fut réduite, comme la première à un misérable cadavre, Joseph repartit laissant son ami complètement cuité à mort.

Trouvant que la chambre dansait drôlement, il décida d'aller, sans utiliser le GPS, à la recherche du lit …

Chapitre 11 – Le petit chien galeux

Samedi 17 septembre 23 heures

La nuit venait de tomber. Francis s'était entretenu au téléphone avec sa femme qui se débattait avec l'assurance pour qu'il rentre au plus vite en France.

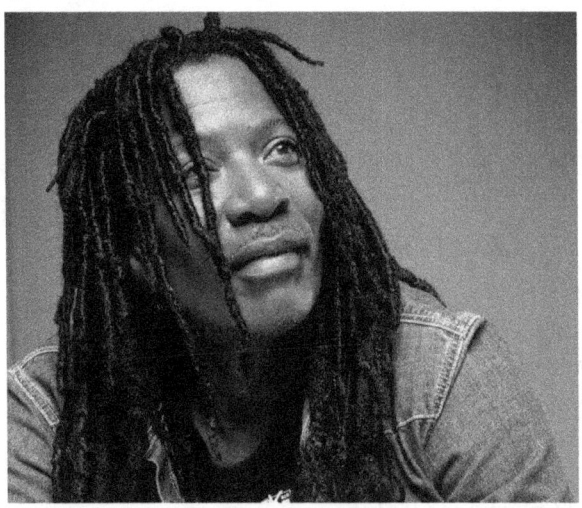

Maintenant, il attendait Bacchus qui avait bien voulu lui tenir compagnie ses dernières nuits où son moral était au ras des chaussettes.

Il se mit à chantonner la chanson « Petit chien galeux » d'Alpha Blondy en pensant que peut-être ça le ferait revenir.

Petit chien galeux
========================

WAHO WAHO !! (bis)
WAHO WAHO !! (bis)

Les chiens aboient !!
Les chiens aboient !!
La caravane passe

La caravane passe
Elle n'a pas le temps de ralentir
Tu peux continuer à me trahir
Je sais que je vais mourir
Mais de ma tombe je vais te haïr
Oui de ma tombe je vais te haïr

Petits chiens galeux
Gros chiens pouilleux
Petits chiens baveux
Tu me tueras s'il plaît à Dieu
Tu me tueras s'il plaît à Dieu

WAHO WAHO
WAHO WAHO

Ils aboient de jalousie
Ils se glorifient dans l'hypocrisie
Je serai le sacrifice qu'ils ont choisi
Le sacrifice choisi
Tu peux continuer à me trahir
Mais de ma tombe je vais te haïr
Oui de ma tombe je vais te haïr
Et de ma tombe je vais te haïr
Toujours aux abois, les chiens aboient
Toujours aux abois, les mêmes chiens aboient
==================

    Bacchus ne passait toujours pas. Il se faisait désirer ce chien errant, ce bâtard méchant mais fidèle. Ce chien à poils dur qui glapit, grogne prêt à attaquer. Ce chien qui lève la patte lorsqu'on lui lance quelque chose à manger. Ce chien qui hurle à la mort à l'apparition de la lune. Un chien abandonné mais qui mange des croissants en remuant la queue.

    Bacchus se faisait toujours attendre et Joseph ne pouvait pas imaginer qu'il ne viendrait pas le voir…

Il s'adressa à lui comme dans une prière :
— Si tu ne le fais pas pour moi, fais-le pour les croissants !

Le clébard semblait insensible à sa prière. Francis pensa à un autre poème dédié aux chiens galeux de Jean-Claude Pirotte, écrivain, poète et peintre belge.

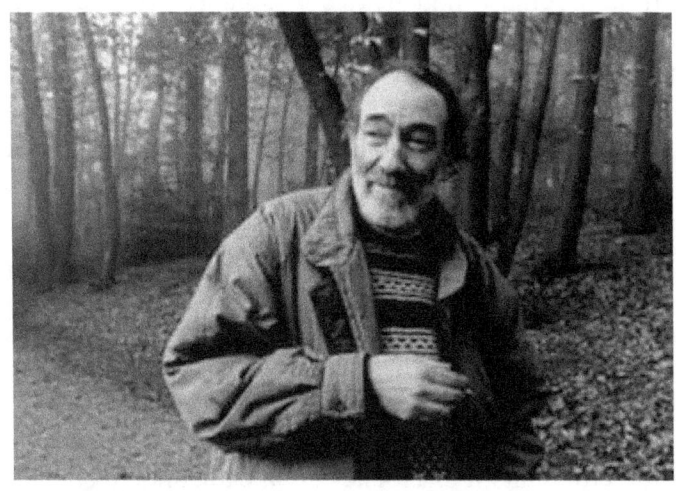

Il y a toujours ce vieux chien galeux
Il y a toujours ce vieux chien galeux
qui passe à la même heure seul
et qui semble trembler de peur
ne vois-tu pas comme il te ressemble
mais tu ne vois rien tu as le nez en l'air
tu rêves que des paroles d'amour s'élèvent
autour de toi parmi de frais parfums
comme si tu baignais dans la clarté des jours
et déjà ton avenir sombre dans ton passé
avec la lumière blanche d'un astre mort
alors tu composes la mélopée des veilles
et lourdement tu rimes l'insomnie

*le chien pousse un gémissement sourd
et s'éloigne et va mourir au loin*

Il essaya de trouver d'autres chanteurs, poètes ou écrivains qui avaient écrit sur les chiens et n'en trouva pas. À force de chercher, il finit par trouver le sommeil.

Dimanche 18 septembre
Il se réveilla à huit heures et s'habilla pour aller à la pâtisserie. Il continuait à être malheureux de ne pas avoir eu la visite du chien. C'est en arrivant sur la chaussée qu'il découvrit Bacchus, gisant dans le caniveau. Mort écrasé ! La gueule fracassée et le corps en charpie. On devinait aux traces encore visibles qu'il s'était traîné vers l'hôtel. Mort comme un chien ! Mort comme un galeux !

Il eut du mal à retenir ses larmes. Son cœur éclatait dans sa poitrine en voyant son pauvre Bacchus dans un si lamentable état. Il aurait préféré penser que ce chien ingrat mais toujours en vie l'avait oublié. Il savait maintenant qu'il était venu le trouver et qu'il avait laissé sa vie.

Ce dimanche matin, il se contenta d'un café et surtout pas de croissants. Les cloches de la cathédrale résonnaient dans sa tête.

L'après-midi fut triste et il resta dans sa chambre. Joseph ne passa pas non plus lui rendre visite. Il pensa, à coup sûr, qu'il récupérait d'une dernière cuite.

Heureusement, il eut la bonne surprise d'apprendre que l'agence avait modifié son retour pour mardi matin.

Il lui restait donc la journée du lundi pour trouver un taxi qui l'emmènerait à l'aéroport de Tana.

Il pouvait faire de doux rêves pour sa dernière nuit.

Son fidèle Jacques lui trouva pour 250 000 ariarys un taxi. Il connaissait le chauffeur du nom de « Coco ». Il pouvait lui faire confiance.

À midi, il se restaura d'une soupe chinoise et Joseph passa dans l'après-midi. Ce coup-ci, il avait vraiment l'air touché. Il boitait, à cause d'une chute dans le caniveau faite la veille, après être sorti du bar malgache.

Cela ne l'avait pas empêché de venir spécialement pour donner à son ami une recette miraculeuse pour la prostate. Il s'agissait de mettre deux bonnes cuillères à soupe de cannelle en poudre, et une autre à café de miel dans un verre d'eau tiède et de boire la potion avant de se coucher. Cela réduisait les germes de la vessie et la prostate adorait cette recette. À l'entendre, la cannelle et le miel réunis soignaient les maladies cardiaques, le cholestérol, les maux d'estomac, l'indigestion, les gaz et même le cancer. Il avait testé cette mixture en opération de commando et sauvait nombre de camarades.

Avant qu'il ne se lance dans une nouvelle épopée, Francis lui promit de suivre sa recette à la lettre.

Joseph rassuré l'embrassa et le quitta pour aller se faire cajoler par sa dulcinée. Pour une fois qu'il était à jeun, il fallait en profiter.

Sachant que Bacchus ne passerait pas, il se coucha. Demain, il fera jour et il sera en France…

Chapitre 12 – Le retour

Lundi 19 septembre

Coco, le taximan, avec la précision d'une montre suisse, était à l'heure au rendez-vous. Pour l'occasion, il avait mis une belle casquette rouge. Sa fiancée, qui voulait profiter du voyage pour faire quelques emplettes à « Tana », occupait la place avant.

Cela ne gênait pas Francis qui s'installa à l'arrière du véhicule.

Il fallait trois heures de voyages au cours desquelles se succédaient montagnes, vallées, rivières, rizières ainsi que de nombreux contrôles de police.

À chaque arrêt, les vendeurs à la sauvette entouraient la voiture pour fourguer des épis de maïs ou des morceaux de poulet grillé.

Puis, ils traversèrent Tananarive qui garde toujours le charme d'un livre d'enfants avec ses maisons aux couleurs vives le long des versants et des collines. La circulation était toujours dense et le parc automobile toujours aussi ancien.

Mais Coco fit de son mieux pour arriver à l'heure à l'aéroport. Dès son arrivée sur le parking, il fut assailli par une nuée de porteurs. Il en choisit un qui déposa sa valise dans la file d'attente de l'enregistrement.

L'homme de l'immigration dans sa cabane lui tamponna son passeport et la douane le laissa passer avec sa poche d'urine. Il fut surpris de constater qu'une chaise roulante lui avait été réservée. Encore plus surpris, lorsque le pousseur de la chaise le planta sur la piste parce qu'il n'avait pas de monnaie à lui filer. Il ne faut pas s'étonner ; on était à « Mada ».

Dans deux heures il sera en en France ou plutôt à la Réunion…

La Réunion

Pas de chaise roulante à l'arrivée. Mais il s'en foutait. Toutefois, il fut déçu d'apprendre que sa correspondance pour la France était à 23 heures ; or il n'était que midi.

On lui signala qu'il n'était pas question d'attendre dans le hall de transit, mais qu'il fallait rejoindre celui de l'aéroport. Lorsqu'il s'y rendit, le stand était fermé et il ne put se restaurer. Il en profita pour se rendre aux toilettes et vider sa poche.

Enfin arriva l'heure d'embarquer. On le fit sortir de la file pour le mettre de côté à cause de sa poche qui ne pouvait pas être installée sur le tapis roulant. Il eut droit à une fouille corporelle poussée par deux fonctionnaires extrêmement zélés qui firent appel au chef de sécurité pour décider s'il devait finalement embarquer. On aurait dit qu'ils avaient affaire à un terroriste ou à un trafiquant transportant de la came dans sa poche à urine. Incontestablement, ces douaniers zélés et lèche-culs cherchaient du galon.

Finalement, l'hôtesse de l'air cala Francis et sa poche entre deux gros messieurs. Ainsi, elle pouvait être sûre qu'il ne pourrait pas s'échapper avec sa poche pendant les dix heures de vol.

L'avion avait fait son plein de passagers et s'envola à 23 heures. Le bruit des moteurs ronronnait paisiblement et les hôtesses servirent un repas : poulet au curry, dessert exotique avec tranche d'ananas. La plupart des passagers s'endormirent juste après et il fit de même…

Joseph, pirate de l'air

On ne prêta pas attention au bonhomme un peu gros et mal rasé qui se leva, remonta l'allée en titubant, traversa la première classe et se dirigea vers la cabine de pilotage. L'hôtesse installée devant la porte s'était assoupie. Elle ne s'aperçut de la présence de l'homme qu'au moment où celui-ci tentait d'ouvrir la porte de la cabine. Aussitôt, elle se leva pour s'interposer :

— Monsieur ! ...

L'homme se retourna et sortit de sa poche une paire de ciseaux. Il attrapa la jeune femme par le bras qu'il retourna dans le dos et plaça l'arme sous sa gorge. Ensemble, ils pénétrèrent, à la grande surprise des pilotes, dans la cabine.

— Que personne ne bouge ! annonça le gros bonhomme.

Il informa les deux pilotes médusés de ses revendications :

— Vous allez vous détourner sur la Guyane et vous allez faire venir ici, parmi les passagers, un nommé Francis.

L'hôtesse sous la menace de l'arme contre sa gorge annonça d'une voix chevrotante :

— Monsieur Francis est prié de se rendre instamment à la cabine de pilotage.

Francis se demandait ce qu'on voulait de lui à un pareil endroit. Il obéit. Quelle surprise de voir Joseph tenant en otages les membres de l'équipage !

— Mais qu'est-ce que tu fous ici !?

— On part chasser le crocodile en Guyane !...

Francis, en transe, ouvrit les yeux et vit l'hôtesse penchée sur lui avec beaucoup de sollicitude :

— Vous n'êtes pas bien, monsieur ?

Il respira de soulagement. Ce n'était qu'un cauchemar, Joseph, le légionnaire ne s'était pas transformé en Joseph, le terroriste. C'est que le bougre, avec quelques verres d'Ambilobé sous la cravate, en serait bien capable. Surtout pour aller chasser le crocodile en Guyane avec son pote Francis.

L'hôtesse insista :

— Ça va monsieur ? Vous en êtes sûr ? Vous avez crié !

Il expliqua qu'il avait fait un terrible cauchemar. Après le départ de l'hôtesse rassurée, il décida d'aller vidanger sa poche.

L'avion s'apprêtait à atterrir à Mérignac. Enfin le plancher des vaches, Juppé et le beaujolais...

Chapitre13 – Docteur Joyeux, le roi de la prostate

Biarritz, le mercredi 5 octobre 2011

Enfin, Francis arriva chez lui à Biarritz le 21 septembre 2011. Pour son retour, sa femme lui avait pris rendez-vous le 5 octobre 2011 avec le docteur Joyeux, roi de la prostate officiant dans une clinique importante de Bayonne.

Il subit les examens d'usage. L'échographie évalua à 98 cc la taille de la bête. Joyeux, qui avait tordu le cou à un nombre impressionnant de prostates en rut, fut tout excité d'avoir à en découdre avec un tel calibre. Il l'invita à s'installer sur la table d'opération. Complètement rassuré, Francis y prit place sachant qu'il bénéficierait d'une anesthésie totale.

Effectivement, il ne sentit rien pendant que Joyeux pela consciencieusement dame Prostate comme un oignon : couche par couche, jusqu'à la laisser à poil et réduite à sa plus simple expression pour ne plus me faire chier et me permettre de pisser normalement.

Il se réveilla dans une jolie chambre d'hôpital avec une jolie poupée entre les jambes. Les infirmières avaient enveloppé Popaul d'une belle robe d'où s'échappait une nouvelle sonde qui remplissait le sac plastique.

Le tuyau cousu à sa vessie était toujours à la même place pour réceptionner l'eau au débit savamment calculé. C'était parti pour un lavage automatique à grande eau de la vessie pendant une semaine. Il ne restait plus qu'à patienter.

Tous les matins, les infirmières venaient faire la toilette de Popaul et refaisaient une nouvelle jolie poupée avec tout son appareillage.

Ce n'était pas très agréable. Néanmoins, à côté de ce qu'il avait subi à « Mada », c'était du « pipi de chat ».

Dans un mois, tout serait un mauvais souvenir et il pourra à nouveau arroser les géraniums sans se demander s'il allait pisser ou mourir.

Il écrivit à l'assurance pour leur demander pourquoi elle n'était pas intervenue plus tôt. Leur réponse fut claire, ils ne voulaient pas s'étendre sur l'aspect médical déplorable de la grande Île. Ils considéraient que l'assistance s'était déroulée dans de bonnes conditions et qu'ils n'étaient pas responsables des longs et méticuleux contrôles des policiers lors des différents embarquements.

Cela revenait à batailler pour pas grand-chose. Francis ne s'appelait pas Depardieu pour pisser n'importe où...

DEUXIÈME PARTIE

Prostate-bizness

Chapitre 14 - De nouveau le docteur Joyeux

Bayonne, 5 octobre 2013

Francis pensait en rester là puisque le docteur Joyeux avait résolu le problème de tuyauterie et mit dame Prostate au pas. Il était suivi et devait subir régulièrement des contrôles du PSA, une protéine spécifique de la prostate qui permet de déceler par une prise de sang un cancer à un stade précoce.

Il faut savoir que ce taux ne doit pas dépasser l'indice 4 et qu'il est recommandé pour les hommes de moins de 50 ans d'être en dessous de 2,5.

En quelques mois, celui-ci grimpait de l'indice 3, jusqu'à 7.

Le docteur Joyaux convoqua Francis :

— Il va falloir faire une biopsie. C'est un prélèvement des

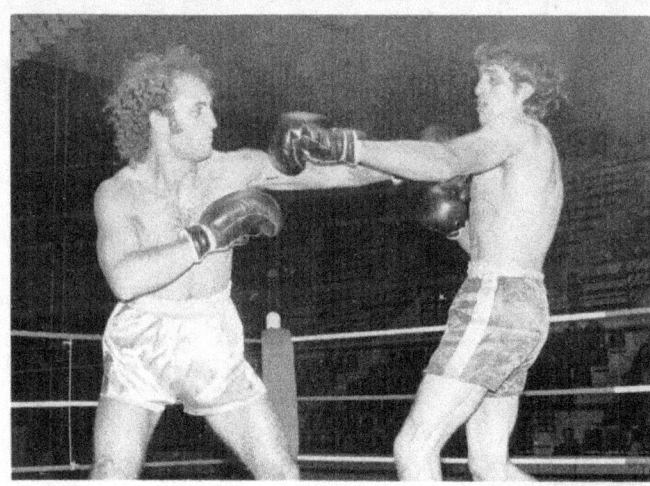

Francis à gauche

tissus prostatiques à l'aide de fines aiguilles à des fins d'analyse.

— Ça se passe comment ?
— Par derrière le rectum.
— Je n'aime pas ça du tout, avertit Francis.
— Moi, cela me fait plaisir de le faire à un boxeur, répliqua en riant le docteur.

Bayonne, le 28 juillet 2014

Francis présenta son postérieur à l'équipe du chirurgien. Jamais, il n'aurait imaginé que son cul, un jour allait servir de cible aux fléchettes. Installé, les jambes en l'air comme pour un accouchement, Joyeux s'en donnait à cœur joie. Francis espérait que cette garce de prostate allait comprendre à qui elle avait à faire. Hélas, trois fois hélas, cette salope avait dû se trémousser, car il ne trouva pas de tumeur maligne. Par précaution, il envoya son patient passer une IRM, car le PSA continuait à grimper.

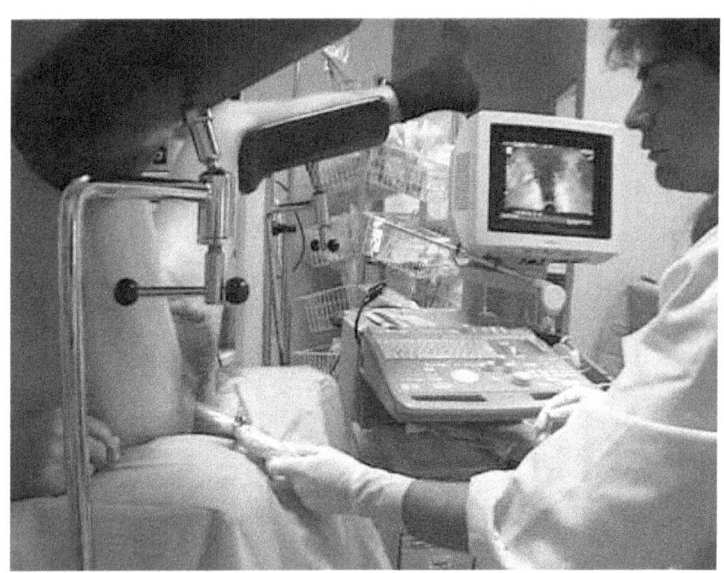

L'IRM est une imagerie de toutes les régions du corps pour rechercher une extension du cancer.

En slip, couché sur une civière, Francis, équipé d'écouteurs, est expédié dans une sorte de tube aérodynamique ; à tel point qu'il se demande s'ils ne vont

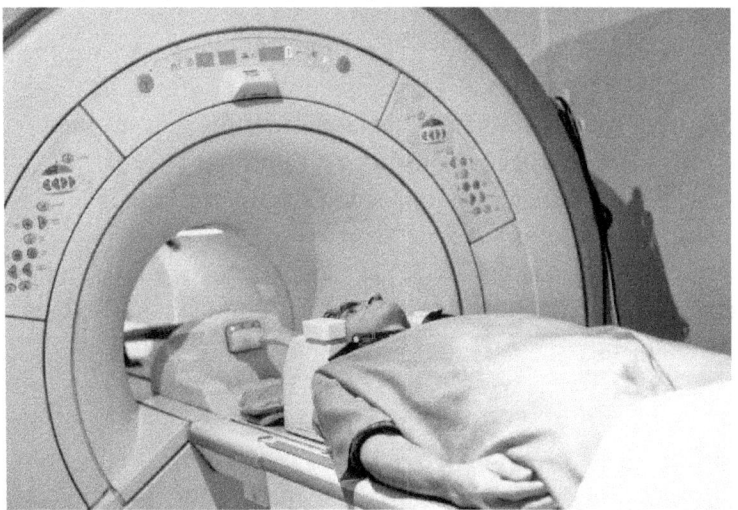

pas l'expédier sur Mars. Il entend dans ses oreilles une musique de reggae en boucle alors qu'il avance dans le tunnel avec par intermittence un bruit assourdissant et inquiétant.

Finalement, ce n'est plus d'une fusée qu'il a l'impression de sortir après vingt minutes mais plutôt d'un sous-marin après une longue immersion.

On l'avertit qu'il va être reçu par le docteur Bourrichon, le radiologue qui lui fera part des résultats de l'IRM.

Dans la salle d'attente, inquiet, nerveux, il fait les cent pas. Enfin, le docteur, en blouse blanche le reçoit et l'invite à le suivre à son bureau.

Il n'y va pas par quatre chemins :

— Eh bien, oui, vous avez un début de cancer.

Pour Francis, c'est comme s'il venait de recevoir un uppercut au foie qui l'envoie au tapis pour le compte.

Le docteur imperturbable continue :

— La tumeur est cachée sous le lobe droit, la partie antérieure et elle n'était pas facile à trouver.

Francis comprit pourquoi le docteur Joyeux perdit le concours de fléchettes et dut abandonner la partie à contrecœur.

Dans sa tête résonne un seul mot : « Cancer » ! Le mot a été lâché ; tous les clignotants passent au rouge. Il y a un désordre, une confusion dans la circulation de sa pensée.

Enfin, il trouve les mots pour s'exprimer :

— Docteur, je ne veux pas me faire opérer ! Que pensez-vous des ultrasons ?

Le docteur Bourrichon se croit obligé, en de telles circonstances, histoire de détendre l'atmosphère, de faire de l'esprit :

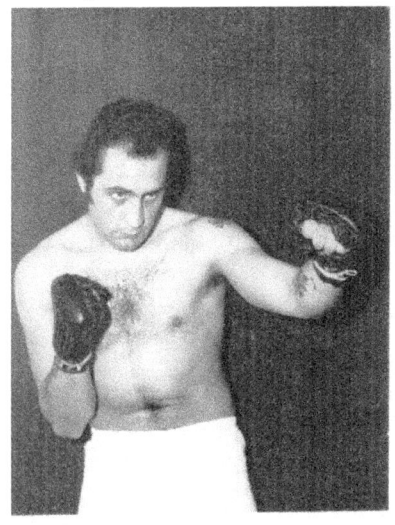

FRANCIS JORET
Poids moyen

— Aussi, il y a Lourdes.

Francis est quelqu'un par nature confiant. Il ne pouvait pas penser qu'en un moment aussi grave un docteur puisse plaisanter. Naïvement, il demande :

— Il y a un centre d'urologie à Lourdes ?

— Oui, la grotte !

En plus, il se fout de sa gueule ! Il voit rouge. Il se lève, serre les poings à s'en faire mal comme au temps où sur le ring, au début du combat, il attendait le coup de gong qui allait déclencher les hostilités. Il n'a qu'une envie

: envoyer son poing sur la gueule à ce con de Bourrichon. Le docteur devient pâle. Il réalise qu'il a dit une connerie grosse comme lui. Devant les intentions belliqueuses évidentes du patient, il commence à se sentir mal. Il décide d'entamer une retraite rapide et prudente.

— Le mieux serait d'aller reconsulter le docteur Joyeux, bafouille-t-il.

Constatant que son patient s'est calmé et voulant lui faire payer le moment de panique qu'il vient de vivre, il ne peut s'empêcher d'ajouter :

— Permettez que je vous dise ; si le micro-onde marchait ; ça se saurait.

Le docteur Joyeux le reçut et lui conseilla une prostatectomie radicale :

— Vu votre âge, 63 ans, pour moi c'est la meilleure solution.

La prostatectomie totale ou radicale est une intervention chirurgicale destinée à enlever la prostate en totalité ainsi que les vésicules séminales.

— C'est la Rolls du traitement de la prostate, assura Joyeux.

Oui ! Mais à part, qu'après avoir subi cette merveille, il risquait fortement de ne plus bander !

Francis comprit pourquoi Hemingway se tira une balle dans la bouche quand il comprit qu'il ne pouvait plus dresser en l'air son colosse. Pour lui, si on ne baise plus, on n'apprécie pas grand-chose. On finit sûrement par devenir alcoolique en espérant qu'on ne se pisse pas dessus.

Devant son désarroi, Joyeux essaya de remonter le moral de son patient :

— Ne vous en faites pas ; on vous fera bander avec des injections dans la verge avant l'acte sexuel.

Un copain, ayant subi l'ablation, avait testé la méthode. Il lui raconta que malgré la finesse de l'aiguille cela faisait un mal de chien et que surtout, il fallait éviter de piquer les nerfs.

Cela revenait à avoir un godemichet entre les jambes que l'on remontait à coups de piqures comme les réveils anciens à coups de remontoirs.

Le docteur Joyeux contrairement à Bourrichon (plutôt Bourri-con) voulut se montrer compatissant :

— Encore, vous avez de la chance, car il y en a beaucoup qui ignorent qu'ils ont un cancer

— Je demande à réfléchir, répondit Francis.

Le docteur Joyeux comprit que son patient n'était pas chaud pour conclure l'affaire et signer de suite. Il trouva qu'il avait été bien brave de lui consacrer autant de temps.

Il réalisa que dans la salle d'attente était pleine à craquer de pauvres types à estropier et plein de tunes à se faire. Il n'y avait pas de temps à perdre. « Times is money » !

Chapitre 15 - L'Ablatherm et Lavienoise

Francis quitta le cabinet. Dans sa tête, il décida qu'il n'adhérerait jamais à l'abstinence totale.

Il persistait dans son idée de se faire traiter par ultrasons. Il découvrit qu'il y avait un conflit entre la médecine traditionnelle et les ultrasons qui garantissait de garder les possibilités érectiles. L'autre avantage était qu'en cas d'échec le traitement traditionnel pouvait être appliqué.

Il se renseigna auprès de son médecin traitant et rechercha un complément d'information sur Internet.

Il tomba pour la première fois sur le mot « L'Ablatherm » :

La solution élégante pour le traitement du cancer de la prostate chez les patients qui ne relèvent pas de la chirurgie, ou de la radiothérapie. Il s'agit d'une modalité thérapeutique qui concerne 10 à 15 % des patients porteurs d'un cancer de prostate de petite taille, âgés de plus de 70 ans ou qui refusent un autre traitement.

Ce traitement consiste à repérer la prostate par échographie et à utiliser des ultrasons de différentes intensités pour détruire la lésion qui conduit à une destruction des tissus par un phénomène de cavitation qui se traduit par un effet thermique.

Le mécanisme d'action des ultrasons focalisés est le même que les rayons du soleil qui passeraient au travers d'une loupe, c'est-à-dire que tous les rayons lumineux se concentrent en un seul point et créent une forte élévation de la température autour du point focal.

Cette technique provoque par le biais d'ultrasons la friction des cellules entre elles. Ce frottement entraîne un échauffement et coagule les cellules cancéreuses : « c'est comme si vous cuisiez un steak».

Francis compris pourquoi Bourrichon (plutôt Bourricon) traita cet appareil de « micro-onde »

Il alla plus loin dans ses recherches et découvrit la machine avec ce qui l'attendait, s'il décidait d'y avoir recours.

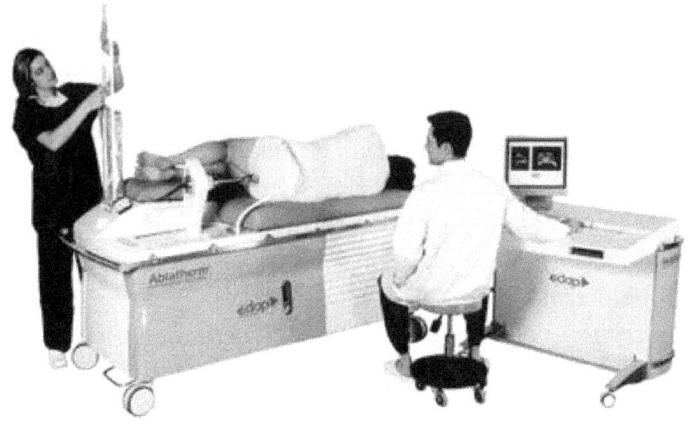

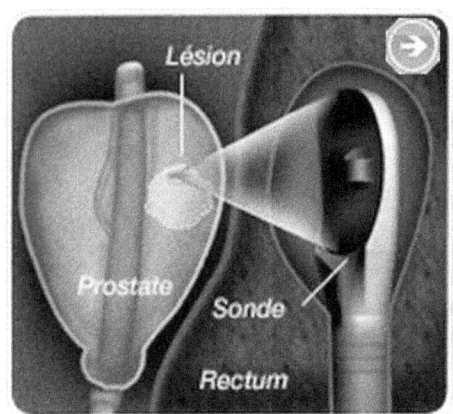

Ces images le paniquèrent. Cependant, cela ne l'empêcha pas de penser avec une totale détermination :

— Tout sauf rester sans bander et donc sans baiser !

Il décida d'appeler les hôpitaux disposant d'un tel matériel afin de prendre un rendez-vous avec le spécialiste du « focal-one », plus que jamais décidé à faire griller dame Prostate comme un vulgaire steak.

Le choix se révélait difficile : Paris, Lyon, Angers étaient recommandés. Les rendez-vous se projetaient à plusieurs mois tellement la demande était forte.

Bordeaux, 24 décembre 2014

Quelques jours avant Noël, il lit dans le journal "Sud-Ouest" qu'une telle machine fonctionne à l'Hôpital de Bordeaux. Le lendemain, il téléphone et on lui propose un rendez-vous le 24 décembre 2014 au soir. Julien n'hésite pas une seconde.

La veille de Noël, il se trouve chez le docteur Lavienoise le praticien hospitalier formé à l'utilisation de cette technique qui examine son dossier et conclut extrêmement confiant :

— Petite prostate, petite tumeur… c'est bon ; on vous prend.

Le docteur Lavienoise lui annonce un coût de l'opération de 600 € à prévoir donc 300 remboursés par la Sécu et 50€ avec dépassement d'honoraires à régler illico.

Francis souffle de bonheur et de reconnaissance. Il avait eu raison de croire à Lourdes ! Dans le bureau de Lavienoise, c'est comme s'il était dans la fameuse Grotte aux miracles.

— Le docteur Bourrichon, la bourrique n'est qu'un vrai con ! pense-t-il.

Il se sent prêt à refaire le chemin de croix avec les nouveaux prélèvements, la Bétadine, les tubes dans le cul, les tuyaux dans Popaul.

Il est ouvert à tout pourvu qu'il puisse encore bander. Ne serait-ce qu'un peu. Juste ce qu'il faut pour se donner du plaisir et en donner par la même occasion.

Au cours de cette veille de Noël, il chantonne dans la rue, alors qu'il s'apprête à prendre sa voiture pour repartir vers Biarritz, la chanson d'Édith Piaf ; remaniée à sa façon :

Mon Dieu! Mon Dieu! Mon Dieu!
Laissez-le-moi
Encore un peu
Mon « petit nœud »!
Laissez-le-moi
Encore un peu
À moi

Bordeaux, le 28 avril 2015

À cause du coût très élevé de cette machine, en France et dans le monde, plusieurs hôpitaux (3 en général) en font l'investissement. Ils planifient le traitement de leurs patients respectifs un mois par trimestre grâce au transport de l'appareil par un camion spécifique mis à disposition par le fabricant.

Ce 28 avril 2015, Francis eut l'honneur de bénéficier des services de cette imposante et inquiétante machine.

Le tube qu'on lui avait enfilé dans le cul chauffait drôlement à l'intérieur devenu une vraie rôtissoire. On aurait pu y faire cuire un œuf. Heureusement qu'il y avait un système réfrigérant. Le praticien se mit en position de tireur d'élite et avec sa mitraillette ou bazooka, il envoya 181 tirs (nombre certifié par Lavienoise) continus pour traiter 8,24 cc et termina avec un dernier tir magistral dans la tête de dame Prostate.

Si après un tel pilonnage elle n'avait pas compris, c'est qu'elle était tarée ou avait le cuir aussi dur que Fillon.

Réfugiée près du colon, elle fermait sa gueule, incapable de dire un mot comme Pénélope. Allait-elle, enfin une fois pour toutes, se recroqueviller et lui foutre la paix ?!

Une semaine plus tard, Francis arriva en taxi à son domicile à Biarritz, avec un terrible mal au cul et un tuyau au bout de la queue appelé sonde vésicale.

On lui conseilla de boire beaucoup. Charmante situation pendant 10 jours où une infirmière zélée passait à son domicile voir le bobo avant de lui enlever la sonde ; ce qui fut une partie de plaisir.

Sans oublier qu'il se paya en prime le luxe d'une infection urinaire qui dura plus de 4 mois malgré les antibiotiques.

Il commençait à douter du spécialiste de l'Ablatherm et se demandait ce qu'il avait pu branler avec son Popaul et sa prostate.

Son médecin traitant, s'inquiétant de la situation, écrivit à Lavienoise. Il lui répondit qu'il fallait laisser le temps au temps…belle formule, d'un cher disparu ayant souffert les mêmes maux.

Bordeaux, 10 décembre 2015

Francis revint à la grotte du docteur Lavienoise qui lui fit remarquer que son PSA n'avait pas baissé. Au contraire, il avait fait une remontée jusqu'à 9.

Il trouva une formule "à la mord moi le nœud" pour expliquer son échec :

« Résultats satisfaisants sur zone traitée mais persistance d'un hyper signal antérieur sur séquence de diffusion. »

Ce qui voulait dire : « Moi, j'ai fait parfaitement mon bizness. C'est le chirurgien qui vous a charcuté avant moi qui a fait des conneries. Ce n'est pas ma faute, si le PSA a augmenté. »

La prostate et le cancer s'étaient refait une santé. Lavienoise estimait qu'il fallait faire une chirurgie de rattrapage et enlever la bête qui après lui avoir procuré tant de plaisir au cours de son existence devenait particulièrement malfaisante.

Il reconnut que les ultrasons n'avaient pas fonctionné comme il le croyait et que cela faisait partie des soi-disant 10% d'échecs enregistrés. Pas de bol pour Francis !

L'enfoiré de Bourichon, dans le fond, avait vu juste quand il l'avait envoyé à Lourdes pour lui faire comprendre que ça se saurait si le micro-onde soignait la prostate.

Francis comprit que Lavienoise voulait maintenant, rapidement et tout simplement le ramener au point de départ ; précisément, là où il s'était refusé d'y aller en freinant des quatre fers.

Le docteur imaginait ce que gambergeait son patient dans sa tête. Il essaya de le rassurer et surtout de le convaincre :

— Vous êtes soignable mais si vous ne faites rien, vous allez vivre d'affreuses souffrances. Il faut aller à l'ablation. Il n'y a plus d'autres solutions.

Francis ne savait plus à quel saint se vouer. Autant tirer à pile ou face : vivre ou baiser. That is the question ?

Il demanda à réfléchir.

Chapitre 16 – La bourse ou la vie avec Lavienoise

Avril 2016, au 11 novembre 2016

En peu de temps, le PSA montait régulièrement pour atteindre un chiffre qui semblait fatidique : 13. Le médecin traitant déclara à la Sécu son cancer afin de lui permettre un remboursement à 100%.

Francis demanda un rendez-vous au docteur Lavienoise qui ne pouvait le recevoir que dans 3 mois …

Premier rendez-vous raté.

Parti de Biarritz, anxieux, Francis attend son tour dans la file des patients à l'hôpital de Bordeaux. Deux heures d'attente. Le docteur sort de son bureau pour inviter le prochain client à entrer. Francis se détend plus qu'un patient et après ce sera à lui.

Le patient sort du cabinet de consultation, Francis s'attend à ce qu'il prononce son nom pour le faire entrer. Lavienoise part droit devant, passe à quelques pas de Francis sans le voir et prend l'ascenseur.

— Pas de bol ! Il doit avoir urgence et il va revenir, se dit-il.

Un jeune docteur sort du cabinet de consultation de Lavienoise et annonce son nom.

Francis n'est pas d'accord, il frappe et entre dans le bureau de la secrétaire.

— C'était mon tour et j'ai vu le docteur Lavienoise partir. Va-t-il revenir ?

— Non, monsieur, le docteur Ranson le remplace et va s'occuper de vous.

— Pas question, c'est le docteur Lavienoise qui m'a opéré, j'ai pris rendez-vous avec lui et c'est avec lui que je veux avoir affaire.

— Alors, monsieur, dans ce cas, il faut prendre un autre rendez-vous. Je suis désolée.

Francis est tellement abasourdi qu'il ne trouve pas la force de réagir, de protester, de faire un scandale. Il a fait plus de 200 kilomètres, attendu deux heures pour rien ! Dans ces situations, il arrive qu'on se sente complètement désarmé, et cela même si au cours de sa vie on a montré qu'on a du caractère et que l'on n'a pas eu peur d'affronter les dures épreuves de la vie.

La secrétaire lui dégotte un rendez-vous dans trois mois, car le docteur n'est pas libre avant.

Retour à Biarritz. Résultat des courses : 400 kilomètres, deux heures d'attente pour rien. Pour être ignoré comme « un moins que rien » ; histoire de reprendre une macronerie de notre cher président jupitérien à la pensée complexe.

Deuxième rendez-vous raté.

Le PSA resta stable autour de 13. Rebelote : deux cents kilomètres de voyage, près de deux heures d'attente…

C'est bientôt le tour de Francis. Lavienoise sort de son cabinet. Il est obligé de passer prêt de Francis qui lui fait un petit signe amical de la main accompagné d'un gentil sourire. Lavienoise l'ignore complètement, il fixe vers l'ascenseur, le prend et disparaît.

— Non, ce n'est pas vrai ! Il va me refaire le coup de la dernière fois !

Il suffoque. Il ne comprend pas une attitude aussi désobligeante et impolie. Il entre dans le bureau de la secrétaire et demande des explications. Elle a changé et celle-ci ne prend pas des gants pour répondre :

— Vous êtes dans un hôpital et c'est comme ça.

— J'espère qu'il ne va pas me faire le coup de la dernière fois !

— Le docteur Lavienoise est allé se manger un gâteau à la pâtisserie du coin. Que voulez-vous ; c'est son péché mignon.

Francis s'en fout de son péché mignon et commence à montrer qu'il en a plein les …. pieds !

— J'espère qu'il n'en a pas pour deux heures pour bouffer son gâteau ?!

— Je ne sais pas monsieur, de toute manière, c'est le docteur Ranson qui le remplace ! Si vous voulez voir le docteur Lavienoise, vous n'avez qu'à prendre un rendez-vous en consultation secteur privé !

Julien suffoque devant cette secrétaire qui se croit permis d'être aussi désagréable. Peut-être a-t-elle ses règles ? Ou alors, est-elle mal baisée ou pas baisée du tout ?! Toutes ces éventualités sont possibles mais ce n'est pas une raison. Lui ça fait des mois qu'il ne baise pas ; cela ne l'empêche pas d'être courtois avec tout le monde.

Il sent qu'il va le prendre de haut, mais il pense à son PSA monté à 13, à sa prostate et à son cancer qui doivent grimper au même rythme. Des gouttes de sueur perlent son front. Il se retient pour ne pas éclater. Il serre les poings.

— Quand pourrais-je avoir un rendez-vous en secteur privé ?

C'est ainsi qu'il obtint un rendez-vous trois jours plus tard.

Trois jours plus tard, sans aucune difficulté, dans le même hôpital et bureau, Lavienoise le reçoit. Il lui confirme qu'il faut l'opérer rapidement et demande 50 € en espèces pour commencer et mettre dans l'ambiance. Il prévient qu'il faut prévoir 600 € en chèque de dépassement d'honoraires.

Francis constate amèrement que tous les caïmans ne sévissent pas qu'à Madagascar ou en Afrique mais aussi à Bordeaux dans les Hôpitaux publics.

Il pensa à Richard Cœur de Lion, désarçonné, se trouvant à terre et son cheval en fuite, risquant de perdre la vie, s'écria : « Mon royaume pour un cheval ! »

En soupirant, il ne put que donner son accord en signant.

Comme par miracle, dès que les tractations financières furent signées, tout alla très vite.

Francis reçut de Lavienoise une lettre détaillée à renvoyer rapidement dûment signée par laquelle son patient s'engageait à régler de sa poche un total de 1800 € pour l'hôpital. Et voilà le travail. S'il ne disposait pas d'une telle somme, il pouvait aller se faire cuire un œuf ou aller voir un vétérinaire.

Lavienoise avait troqué son serment d'Hippocrate par celui d'Hypocrite !

En tout cas, il avait joué en fin stratège en le poussant grossièrement du secteur public au secteur privé et palper en douce. Il avait de quoi se payer largement des costards comme Fillon et d'autres du même acabit et des pâtisseries.

Il était fort le bougre. Il aurait dû ouvrir un casino ou un commerce de luxe. Quoiqu'en médecine, c'est peut-être plus facile, car les malades au bout du rouleau n'ont plus la force de se défendre. Ils ne recherchent qu'une chose : vivre ou survivre ; qu'importe ! Eh oui !

Pour certains, mais pas tous, car heureusement beaucoup restent fidèles à Hippocrate. C'est un métier où l'on palpe surtout l'oseille. Francis aurait dû s'en douter le jour où il s'est fait palper son trou de balle qu'il aurait tôt ou tard dans le cul par les fidèles d'Hypocrite!

Francis se résigna à subir une chirurgie auprès de Lavienoise...

Chapitre 17- « Tonton », le vieux professeur

Bordeaux, janvier 2017

De son côté, sa sœur lui prit un rendez-vous avec un professeur en urologie. Elle lui assurait que des malades venaient depuis les États-Unis se faire opérer par lui. C'est dire sa notoriété et ses compétences !

— C'est trop tard. Mon intervention est programmée.

— Vas-y. Tu ne regretteras rien, lui conseilla sa sœur.

Le voilà devant le grand et vénérable professeur à la clinique Saint Glin-Glin à Bordeaux.

Francis a pour habitude de donner des surnoms aux gens qu'il rencontre, ce ponte en urologie, lui fait penser à Mitterrand, surnommé le « Sphinx » et Tonton qui lui aussi souffrit d'un cancer de la prostate.

C'est ainsi qu'il décida d'appeler l'auguste professeur tout simplement « Tonton ».

Tonton examine avec attention son dossier, et en particulier le dernier IRM.

— Vous savez, une chirurgie de rattrapage est une opération très délicate et franchement votre chirurgien n'a pas l'expérience pour la faire. Je peux vous en parler en connaissance de cause, car c'est un de mes anciens élèves.

Francis est suffoqué d'entendre un tel compliment de Lavienoise venant du vieux professeur qui paraît si sûr de lui.

Dans sa tête, les idées tourbillonnent à cent à l'heure dans une confusion totale ; un bordel total ! Il finit par penser qu'il vient de l'échapper belle en ne passant pas par les mains de Lavienoise. Il met tous ses espoirs dans le vieux et vénérable professeur qui invite son patient à passer dans sa salle d'examen pour une échographie de la prostate.

La bête immonde apparait sur l'écran.

— Regardez ; ils ont raté la tumeur aux tirs d'ultrasons et brûlé à côté. Vous voyez, la partie nécrosée d'un côté et la tumeur de l'autre. Ça se voit comme le nez au milieu de la figure.

— Le Salaud, pensa Francis, ce n'était pas la peine d'envoyer 182 tirs pour ce résultat de merde !

Le vieux professeur se montra très rassurant, très paternel :

— Ne vous inquiétez pas, je vais réparer tout ça !

Tonton est le grand spécialiste dans sa clinique du **robot médical Da Vinci** qui a inauguré l'ère de la chirurgie robotique ; celle de l'avenir. Cet Outil améliore la précision du geste chirurgical. Il s'emploie pour des opérations délicates

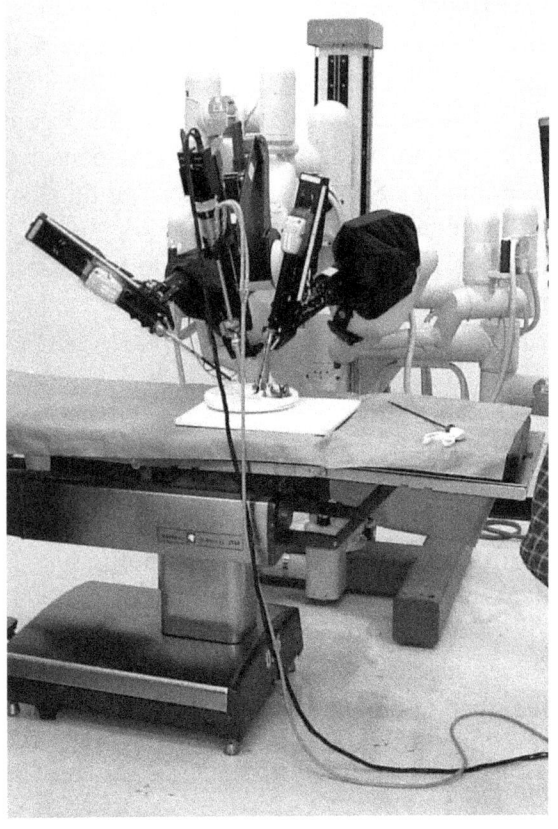

Robot médical Da Vinci

comme des retraits de la prostate ou de l'utérus. Progressivement, il s'impose dans les blocs opératoires.

Francis décide de remettre en toute confiance sa prostate et son cancer entre ses augustes mains.

Cependant, il va rapidement découvrir qu'il n'a pas affaire à mère Térésa ou à l'abbé Pierre, car la semaine suivante, il reçoit un devis de 3050 € à régler de sa poche pour les honoraires complémentaires (1800 pour le vénérable professeur et le reste réparti entre l'anesthésiste et le labo).

Il venait de comprendre qu'il était tombé sur un plus gros crocodile que Lavienoise ; mais pour le coup compétent ! Ça change tout. Du moins, il le croyait et l'espérait de tout son cœur. Ce n'était plus « pisser ou mourir » mais « raquer ou mourir ».

Il pensa que le vieux professeur tout comme Lavienoise avec la queue de clients qui poireautaient lors des visites de consultations devait se faire des couilles en or ! Peut-être même en diamant.

Sa complémentaire lui confirma qu'elle ne rembourserait pas un penny les dépassements d'honoraires. Uniquement une participation de 35 € journaliers pour une chambre facturée à 85 €.

À quoi lui servait sa complémentaire ! Encore une douce arnaque.

Bordeaux, le 7 mars 2017

Finalement deux ans après les ultrasons, il se retrouve à la clinique Saint Glin-Glin, embarqué au bloc opératoire en chemise de sortie fendue dans le dos avec vue panoramique sur le cul.

Il se réveille avec une sonde style trompe d'éléphant dans la bouche de Popaul qui faisait, le pauvre, une drôle de gueule. Il n'en pouvait plus de toutes ces gâteries.

Normalement, d'après le vénérable professeur tout devait rentrer dans l'ordre progressivement. Francis apprit qu'il avait servi de cobaye et de cas d'école pour démontrer comment les 182 tirs ratés de Lavienoise avaient soudé la prostate au rectum ! L'intervention s'était déroulée devant une vingtaine d'étudiants en médecine, car le cas était exceptionnel pour exposer ce qu'il ne faut pas faire ou éviter. Formidable satisfaction pour Francis, en apprenant qu'il avait joué à la vedette.

Tonton se montrait éminemment satisfait de lui. Pour aider la nature et Popaul à se redresser, il prescrivit un traitement de « Cialis » quotidien. Non remboursé par la Sécu ni par la complémentaire, car considéré comme médicament de confort. Le prix représente une petite fortune mais si ça permet de tirer un coup de temps en temps indubitablement ça vaut le coût !

Il rentra chez lui et il continuait à se pisser dessus. Il utilisa des protections « Grand large » qui ressemblaient à des couches de nourrisson. Cela lui prenait la tête de se voir dans cet état.

En 2011, à Madagascar monsieur Paupol et madame Vessie avaient décidé de fermer à double tour le robinet au point que pour Francis, c'était littéralement « mourir ou pisser ». Aujourd'hui, d'un commun accord, ils décrétaient, au contraire, d'ouvrir les vannes à tout va ; obligeant son propriétaire à utiliser deux Pampers par jour non remboursables par la Sécu.

Il lut sur Internet la nécessité de pratiquer des exercices d'autorééducation périnale surtout avant ou après une prostatectomie.

Désireux de se débarrasser au plus vite des couches-culottes, il se mit à fond la caisse à exécuter journalièrement les exercices prescrits :

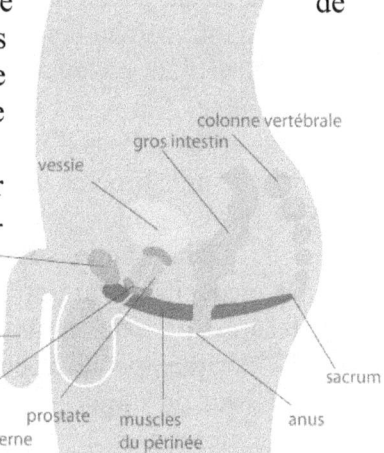

⁶- *Contractez les muscles de votre périnée, comme si vous reteniez des gaz, en faisant attention de ne pas serrer ni les fesses ni le ventre. Vous devriez sentir une sorte de « remontée » de votre périnée ou de votre anus. Continuez à serrer les muscles en comptant jusqu'à 8, puis relâchez-les et détendez-vous pendant au moins 8 secondes. Vous devriez alors sentir nettement un relâchement.*

- Répétez cette opération 8 à 12 fois par jour.

- Si vous ne parvenez pas à maintenir la contraction des muscles du périnée pendant 8 secondes, serrez aussi longtemps que vous le pouvez mais sans forcer.

- Soufflez lentement en rentrant le ventre pendant que vous faites vos exercices.

Francis finit par en avoir marre de faire mumuse avec son anus, car il ne constatait aucun progrès. Popaul se vidait quand et où il voulait. La seule solution pratique et efficace demeurait dans les couches qui permettaient de conserver

---

6

https://www.coloplast.com/guide/dautoreeducation/perineale/site/#section=Comment-dois-je-faire-pour-r%c3%a9%c3%a9duquer-les-muscles-de-mon-p%c3%a9rin%c3%a9e%c2%a0_95344

les attributs au chaud dans un super sauna tout en donnant une élégante démarche en canard. De plus, il fallait subir une piqure d'anticoagulants et des prises de sang deux fois par semaine. À force, d'être piquousé, il finissait par avoir les bras et les cuisses d'un drogué.

Il était prêt à péter un câble. Quand tout cela allait-il s'arrêter ?

Clo-Clo, la super-Kiné et super-canon

Le médecin traitant et ami de Francis lui prescrivit la rééducation périnale en plusieurs séances sous la direction d'un kinésithérapeute spécialisé. Il l'envoya chez Clo-Clo. Il se faisait du mouron, car il paraît qu' elle utilisait une sonde à vibrations.

Il fut agréablement surpris de constater que sa kiné thérapeute était une très belle femme : un véritable canon, une bombe !

Son ami docteur l'avait bien choisie. Pour ne rien gâter, elle était super-sympa. Allait-elle également être super-professionnelle ? Il ne tarda pas à s'en rendre compte rapidement. En plus d'être super-professionnelle, elle était super-équipée. Francis, à l'égard de Clo-Clo, n'avait à la bouche que des superlatifs.

Il se laissa introduire la sonde sans broncher. Face à un petit écran d'un ordinateur, il observait un petit train qui allait cueillir des fruits à chaque contraction du périmé.

— Contractez ; relâchez, ordonnait-elle de sa voix mélodieusement grave et voluptueuse.

C'était très ludique comme rééducation. D'autant plus que Clo-Clo était très bavarde et compatissante lui assurant qu'il y avait de nombreux moyens pour continuer à avoir des relations après le genre d'opération qu'il avait subi. Elle lui en fit une panoplie avec documentation à l'appui.

[7]Les traitements possibles des troubles de l'érection

Ils sont à mettre en œuvre avec une progressivité, du moins au plus invasif.

1-Les médicaments :

Ils sont préconisés pour des troubles modérés, ou en association avec les injections intra-caverneuses ou le vacuum.

Ils améliorent la fréquence et la qualité des érections, ainsi que l'oxygénation des tissus érectiles des corps caverneux. Ils agissent en stimulant l'irrigation sanguine du pénis et peuvent induire des érections pouvant durer plus d'une heure.

L'utilisation de ces traitements est simple puisqu'ils sont ingérés par voie orale.

2- Les injections intra-caverneuses

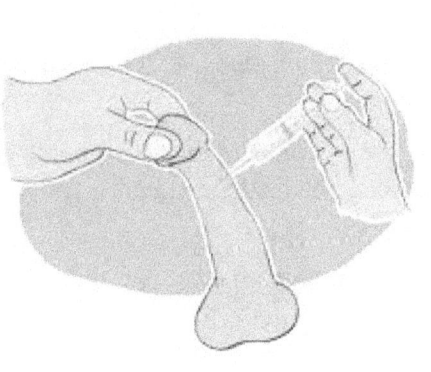

Pratiquée latéralement au niveau de la verge, directement dans les corps caverneux, à l'aide d'une aiguille très fine et courte. L'injection intracaverneuse induit rapidement une rigidité du pénis permettant une relation sexuelle complète.

---

[7] http://urologie-davody.fr/cancer-de-la-prostate/sexualite/ablation-de-la-prostate-et-problemes-d-erection/

3 - La pompe à vide ou vacuum :

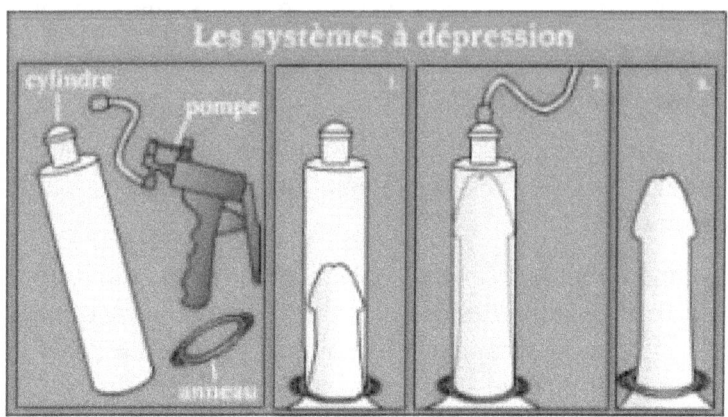

C'est un érecteur à dépression représenté par un cylindre creux en plastique transparent ouvert à l'une de ses extrémités, et dans lequel on introduit le pénis. L'autre extrémité du cylindre est reliée à une pompe.

Le vide crée un afflux sanguin dans les corps caverneux provoquant une érection.

L'érection induite par ce système se maintient parce qu'un anneau élastique est placé à la base de la verge, qui joue un rôle de compression.

Cette solution nécessite une certaine préparation mais son efficacité est supérieure à 90% et elle évite le recours aux médicaments. De plus, sa tolérance, son absence d'effets secondaires et son rapport qualité/prix sont excellents.

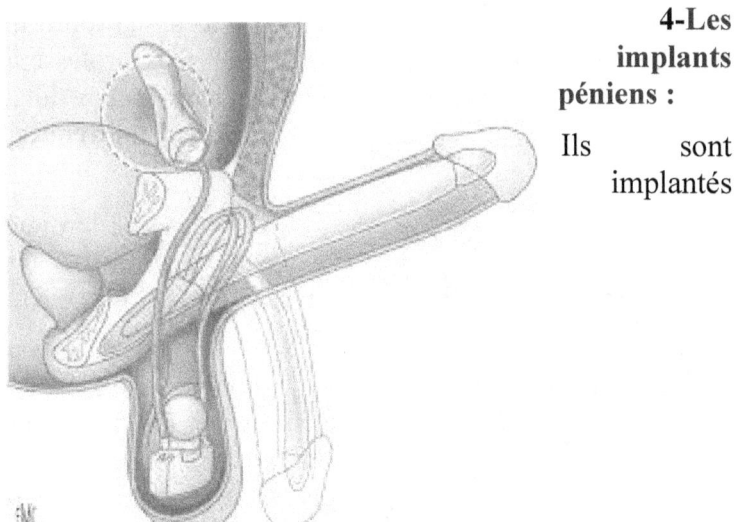

4-Les implants péniens :

Ils sont implantés chirurgicalement dans le pénis. Plusieurs types d'implants sont disponibles mais le plus élaboré est représenté par deux cylindres gonflables placés dans les corps caverneux, reliés à un réservoir rempli de liquide placé devant la vessie et à une pompe placée dans les bourses à côté des testicules. Le patient actionne lui-même pour déclencher ou arrêter une érection.

Dans la mesure où ces cylindres prennent la place du tissu érectile des corps caverneux, cette solution ne doit être envisagée que lorsque le fonctionnement de ces tissus est définitivement altéré, en cas d'échec des autres traitements.

Le soir Francis étudia la documentation fournie par Clo-Clo.

- Les médicaments lui conviendraient si ça pouvait marcher convenablement. Seulement, le vieux professeur lui avait ordonné du « Cialis » pour bander; et le résultat était loin d'être au rendez-vous.

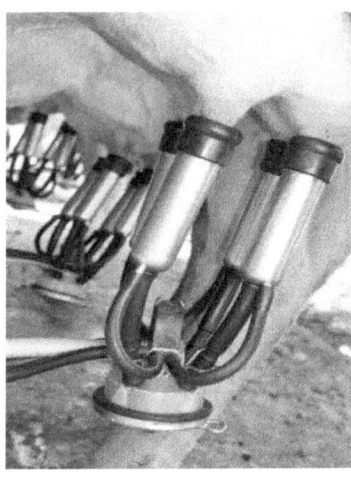

- Les injections : Rien que d'y penser, il avait les cheveux qui se dressaient sur la tête !

- La pompe à vide, lui faisait penser aux machines à traire les vaches qui doivent pomper le lait à plusieurs tétines à la fois. Lui n'avait pas de Popauls de rechange ; un seul à traire ou à pomper !

- Les implants faisaient penser à l'introduction d'une grue dans les bourses destinées à faire monter jusqu'à la

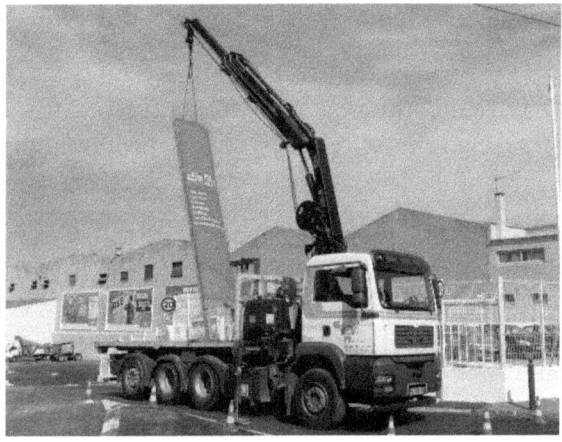

perpendiculaire Popaul en larguant les airbags introduits à l'intérieur en commande manuelle.

Tous ces palliatifs techniques extrêmement sophistiqués étaient loin de l'inspirer. Mieux valait en rire qu'en pleurer, mais le cœur n'y était plus.

De toute manière, il n'en était pas là. Il y avait bien plus urgent ! Le problème d'actualité était de resserrer les joints de la tuyauterie et d'arrêter de se pisser dessus et envoyer foutre en l'air les Pampers !

Deux fois par semaine, il se rendait au cabinet de Clo-Clo. Elle trouvait qu'il faisait des progrès en montrant à l'écran la sonde parcourant un aller-retour sous l'impulsion d'une vibration plus forte. La kiné se montrait enthousiaste et Francis sceptique.

Bonne fille, elle lui donna un truc qui donnerait de bons résultats. Il s'agissait, au réveil, avant d'aller aux toilettes, de sauter à pieds joints du lit.

Le lendemain pour faire plaisir à Clo-Clo, il suivit ses recommandations. Le parquet en trembla et craqua dans un bruit assourdissant qui réveilla brusquement sa femme de très mauvaise humeur.

— Qu'est-ce qui t'arrive ? Tu en fais un boucan pour te lever !

— C'est Clo-Clo qui m'a dit de sauter à pieds joints au lever du lit ; ça permet d'améliorer l'incontinence.

— C'est quoi cette plaisanterie ? Tu vas arrêter cet exercice à la con et me laisser dormir !

Deux mois de rééducation et aucune amélioration à son incontinence. Son moral était en berne. Comme ses érections. Il regrettait sa vie d'avant et se demandait s'il n'aurait pas dû éviter l'opération. Après tout, il ne souffrait pas et le cancer dont il avait si peur pouvait ne pas se déclarer. Des cas s'étaient produits. Pourquoi pas lui ?

Après tant d'épreuves, de malchances, il espérait enfin un petit coup de bol !

Biarritz, juillet 2017

Francis se posait beaucoup de questions. Par la force des choses, il était devenu méfiant. Il se demandait si le vieux professeur lors de son intervention ne lui avait pas bousillé le sphincter et ne l'avait pas prévenu des suites postopératoires d'une telle connerie de sa part ?! Une chose était certaine : il avait empoché les 3000 € !

Pour enlever le marché à Lavienoise, son ancien élève, il s'était montré paternaliste, rassurant en argumentant qu'un mois après l'intervention il aurait des rapports sexuels. Tout allait rentrer dans l'ordre ; c'était presque comme envoyer une lettre à la poste !

Depuis son opération, début mars, Francis eut l'occasion de revoir en consultation post-opératoire le vieux professeur qui lui annonça que son cancer avait dépassé la capsule. Le patient commençait à savoir décoder le langage abscons de ces personnages universitaires pour vous le mettre bien profond.

— Comme si l'IRM ne l'avait pas vu avant ! Ducon, tu aurais dû creuser un plus. Je parie que tu vas m'envoyer aux séances de rayons de rattrapage, pensa Francis.

En effet, Tonton lui conseilla de faire des séances de rayons complémentaires à Bayonne où il aurait de fortes chances de revoir Bourrichon le radiologue qui lui conseilla d'aller à Lourdes.

Son médecin et ami traitant ne se montra pas tendre envers le vieux professeur comme ce fut le cas pour le docteur Lavienoise.

— Il n'a rien fait, sinon te rendre impuissant et incontinent. C'est indigne d'un professeur qui se destine à venir en aide à son prochain. Et, je ne dis rien quant à l'aspect financier de ses interventions ! C'est un tiroir-caisse qu'il a à la place du cœur.

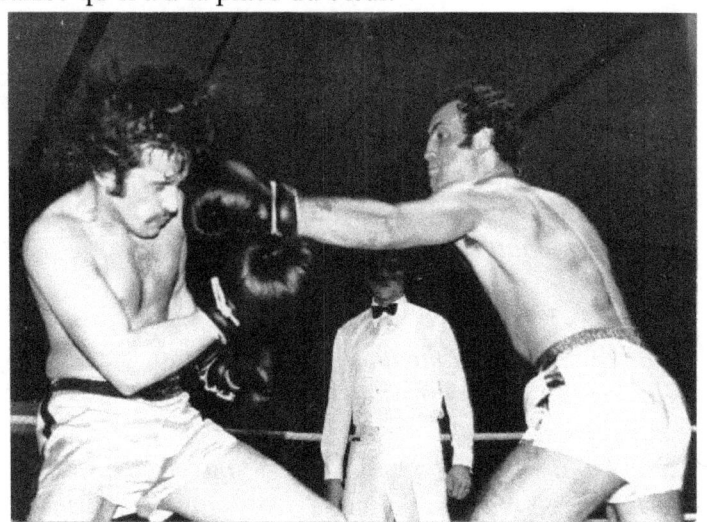

Francis à droite

Le cœur du boxeur refit surface et Francis se dit :

— Putain, amenez-moi Tonton sur un ring et il va comprendre ce que sont les règles de nobles conduites. Entre 4 cordes, il n'y a plus de mensonges ! Plus d'omissions…

On peut rêver. Il savait bien que ce genre de combat à la loyale et viril n'aurait jamais lieu. C'était le pot de terre contre le pot de fer.

Et nostalgiquement, il pensa :

— Plus con que toi, tu meurs. Le vieux il a encaissé et il s'en fout… En ce moment, il doit penser « Au suivant ! »

La chanson de Jacques Brel lui vint en mémoire :

« Au suivant... »

Tout nu dans ma serviette qui me servait de pagne.
J'avais le rouge au front et le savon à la main
« Au suivant, au suivant »
J'avais juste vingt ans et nous étions cent vingt
À être le suivant de celui qu'on suivait
« Au suivant, au suivant »
J'avais juste vingt ans et je me déniaisais
Au bordel ambulant d'une armée en campagne
« Au suivant, au suivant »

Moi j'aurais bien aimé un peu plus de tendresse
Ou alors un sourire ou bien avoir le temps
« Au suivant, au suivant »
Ce n' fut pas Waterloo mais ce n' fut pas Arcole
Ce fut l'heure où l'on r'grette d'avoir manqué l'école
« Au suivant, au suivant »
Mais je jure que d'entendre cet adjudant d' mes fesses
C'est des coups à vous faire des armées d'impuissants
« Au suivant, au suivant »

Je jure sur la tête de ma première vérole
Que cette voix depuis je l'entends tout le temps
« Au suivant, au suivant »
Cette voix qui sentait l'ail et le mauvais alcool
C'est la voix des nations et c'est la voix du sang
« Au suivant, au suivant »
Et depuis chaque femme à l'heure de succomber
Entre mes bras trop maigres semble me murmurer :
« Au suivant, au suivant »

Tous les suivants du monde devraient s' donner la main

Voilà ce que, la nuit, je crie dans mon délire
« Au suivant, au suivant »
Et quand je n' délire pas, j'en arrive à me dire
Qu'il est plus humiliant d'être suivi que suivant
« Au suivant, au suivant »
Un jour je m' f'rai cul-de-jatte ou bonne sœur ou pendu
Enfin un d' ces machins où je n' s'rai jamais plus
« Le suivant, le suivant »

Il avait fait appel à trois spécialistes parmi les meilleurs et chacun à sa manière l'avait bousillé en palpant l'oseille sans état d'âme. Il savait trop qu'aucun ne reconnaîtrait sa responsabilité et qu'ils se renverraient la balle.

Il y avait eu des « suivants » avant lui et il a été le prochain « suivant » et après lui, il y aura d'autres « suivants »…

Ce matin, devant la glace, il se regarde et considère tristement ce qu'il est devenu après sa terrible mésaventure.

Il se revoit jeune et beau lorsqu'il parcourait les villes avec son entraîneur et ses camarades de salles pour disputer des combats.

Il est saisi d'une rage intérieure difficile à réprimer. Il serre de toutes ses forces les poings à s'en faire mal comme il faisait il y a bien longtemps lorsqu'il s'apprêtait à monter sur le ring…

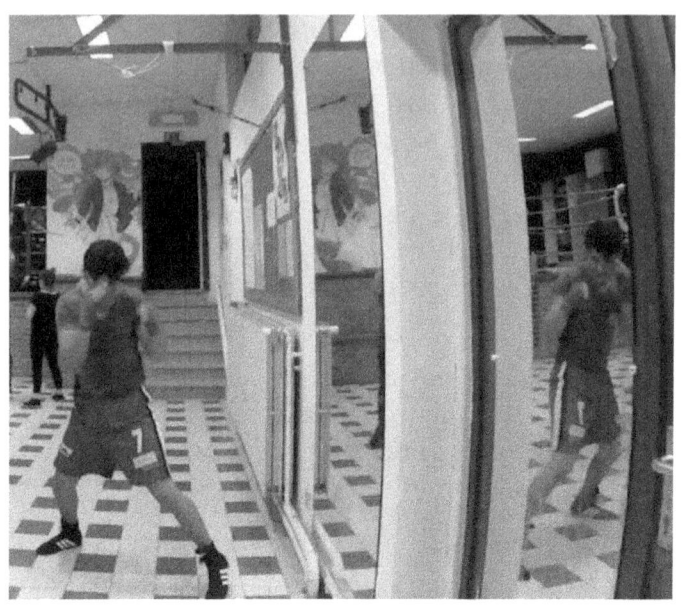

Devant la glace, il se voit lorsqu'il faisait du « shadow » ; « la boxe de l'ombre » ou « la boxe dans le vide » qui s'effectue devant un miroir et qui permet de travailler individuellement la technique et également de s'autocorriger.

Automatiquement, il exécute quelques mouvements : gauche, gauche et droite…

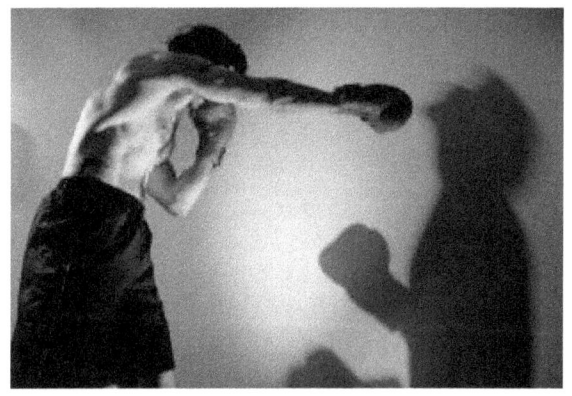

Devant la glace qui renvoie son image, il croit reconnaître l'ombre des chirurgiens qui se marrent…

Il envoie des coups de poing contre des adversaires absents qui s'échappent sans cesse…

La vie de boxeur est quelquefois frappée de fantômes…

Annexe

SI LA PROSTATE M'ÉTAIT CONTÉE
Pr A. BERUTTI

[8] *"Il existe, à mon avis, deux organes inutiles : la prostate et le Président de la République". Ce n'était qu'une boutade de George Clemenceau qui ne pouvait ignorer, en tant qu'homme politique, que la république a besoin d'un Président et en tant que Docteur en médecine que l'homme a besoin de sa prostate.*

Cet organe mystérieux, parce que profond et caché, ne fait parler de lui que lorsqu'il est malade, à tel point que certains patients l'assimilent à une maladie : "Docteur, j'ai la prostate ! »

Tous les hommes ont une prostate, organe géniteur se manifestant à chaque éjaculation, puisque génératrice du liquide prostatique, véhicule des spermatozoïdes issus des testicules.

Sans prostate pas de procréation et malheureusement, sans prostate, après son ablation complète, pas d'érection, non pas du fait de l'absence de l'organe, mais du fait de la destruction par le chirurgien des structures vasculaires et surtout nerveuses qui commandent l'érection. C'est le cas lorsque l'on pratique une prostatectomie totale, dite radicale, pour un cancer localisé à la glande.

À l'opposé, après une intervention chirurgicale ou endoscopique pour une tumeur bénigne (adénome) responsable de troubles mictionnels (troubles urinaires), les érections ne sont pas modifiées mais les éjaculations disparaissent : elles sont rétrogrades, se faisant dans la vessie, conséquence de l'agression d'un des sphincters responsable de la continence (qui se ferme lors de l'éjaculation normale).

---

[8] http://www.distrimed.com/articles/prostate.php

Ces tableaux illustrent bien l'utilité de la prostate, que l'on peut considérer comme un organe de la reproduction.

Malheureusement, si la prostate saine "est capable du meilleur", la prostate malade "est capable du pire" ! Elle peut tuer (le cancer de la prostate est au 2éme rang de la morbidité chez l'homme) et elle peut empoisonner la vie du porteur d'un adénome (tumeur bénigne). C'est ce qui se passe lorsque l'on "a la prostate". Cela signifie le plus souvent qu'il existe une augmentation de volume de la glande, au sein de laquelle s'est développé un adénome. La prostate siégeant autour de l'urètre (canal évacuateur de la vessie), l'urine trouve un obstacle à sa sortie et les troubles urinaires apparaissent : envies fréquentes, difficultés à uriner, diminution de la puissance du jet. Tous ces troubles aboutissant à la rétention d'urine, c'est-à-dire l'impossibilité douloureuse d'évacuer une vessie pleine "Pisser ou mourir ! »

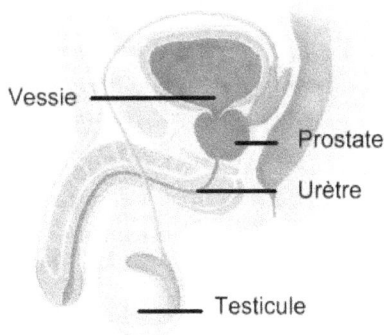

Traitements médicamenteux (plantes ou substances chimiques) et surtout adénomectomie chirurgicale ou endoscopique rétablissent des "mictions accomplies" selon un prostatique célèbre, le Général de Gaulle, opéré le 17.04.1964 par le Professeur Aboulker.

Résumons-nous : la prostate n'est pas une maladie, c'est un organe non pas vital mais indispensable à la transmission de la vie, une "déesse de la fécondité" ...

Serment d'Hippocrate

« Je jure par Apollon, médecin, par Asclépios, par Hygie et Panacée, par tous les dieux et toutes les déesses, les prenant à témoin que je remplirai, suivant mes forces et ma capacité, le serment et l'engagement suivants :

Je mettrai mon maître de médecine au même rang que les auteurs de mes jours, je partagerai avec lui mon savoir et, le cas échéant, je pourvoirai à ses besoins ; je tiendrai ses enfants pour des frères, et, s'ils désirent apprendre la médecine, je la leur enseignerai sans salaire ni engagement. Je ferai part de mes préceptes, des leçons orales et du reste de l'enseignement à mes fils, à ceux de mon maître et aux disciples liés par engagement et un serment suivant la loi médicale, mais à nul autre.

Je dirigerai le régime des malades à leur avantage, suivant mes forces et mon jugement, et je m'abstiendrai de tout mal et de toute injustice. Je ne remettrai à personne du poison, si on m'en demande, ni ne prendrai l'initiative d'une pareille suggestion ; semblablement, je ne remettrai à aucune femme un pessaire abortif. Je passerai ma vie et j'exercerai mon art dans l'innocence et la pureté.

Je ne pratiquerai pas l'opération de la taille, je la laisserai aux gens qui s'en occupent.

Dans quelque maison que j'entre, j'y entrerai pour l'utilité des malades, me préservant de tout méfait volontaire et corrupteur, et surtout de la séduction des femmes et des garçons, libres ou esclaves.

Quoi que je voie ou entende dans la société pendant, ou même hors de l'exercice de ma profession, je tairai ce qui n'a jamais besoin d'être divulgué, regardant la discrétion comme un devoir en pareil cas.

Si je remplis ce serment sans l'enfreindre, qu'il me soit donné de jouir heureusement de la vie et de ma profession, honorée à jamais des hommes ; si je le viole et que je me parjure, puissé-je avoir un sort contraire ! »

www.ingramcontent.com/pod-product-compliance
Lightning Source LLC
Chambersburg PA
CBHW070258230526
45470CB00002B/637